Spirulina

01/2009
von Hajo Nöthenberg
geschenkt bekommen!
Danke

Die Informationen in diesem Buch sind von Autor und Verlag nach bestem Wissen und Gewissen sorgfältig erwogen und geprüft, stellen aber keinen Ersatz für medizinische Betreuung jeglicher Art dar. Autor und Verlag übernehmen keinerlei Haftung für etwaige Personen- oder Sachschäden, die sich aus Gebrauch oder Missbrauch der in diesem Buch aufgeführten Anwendungsmöglichkeiten ergeben.

Die Deutsche Bibliothek - CIP Einheitsaufnahme
Felte, Frank:
Spirulina - die Wunderalge: Essen Sie Leben! / Frank Felte. -
Köln: vgs, 2002
ISBN 3-8025-1514-5

Umschlagfoto: Mauritius - Die Bildagentur
Umschlaggestaltung: Sens, Köln
Lektorat und Bildredaktion: Irina Ditter
Produktion: ditter.projektagentur
Satz und Gestaltung: Malzkorn Kommunikation & Gestaltung GmbH
Druck: EuroGrafica SpA
Printed in Italy

ISBN 3-8025-1514-5

Besuchen Sie uns unter www.vgs.de

Frank Felte

Spirulina

Die Wunderalge

Essen Sie Leben!

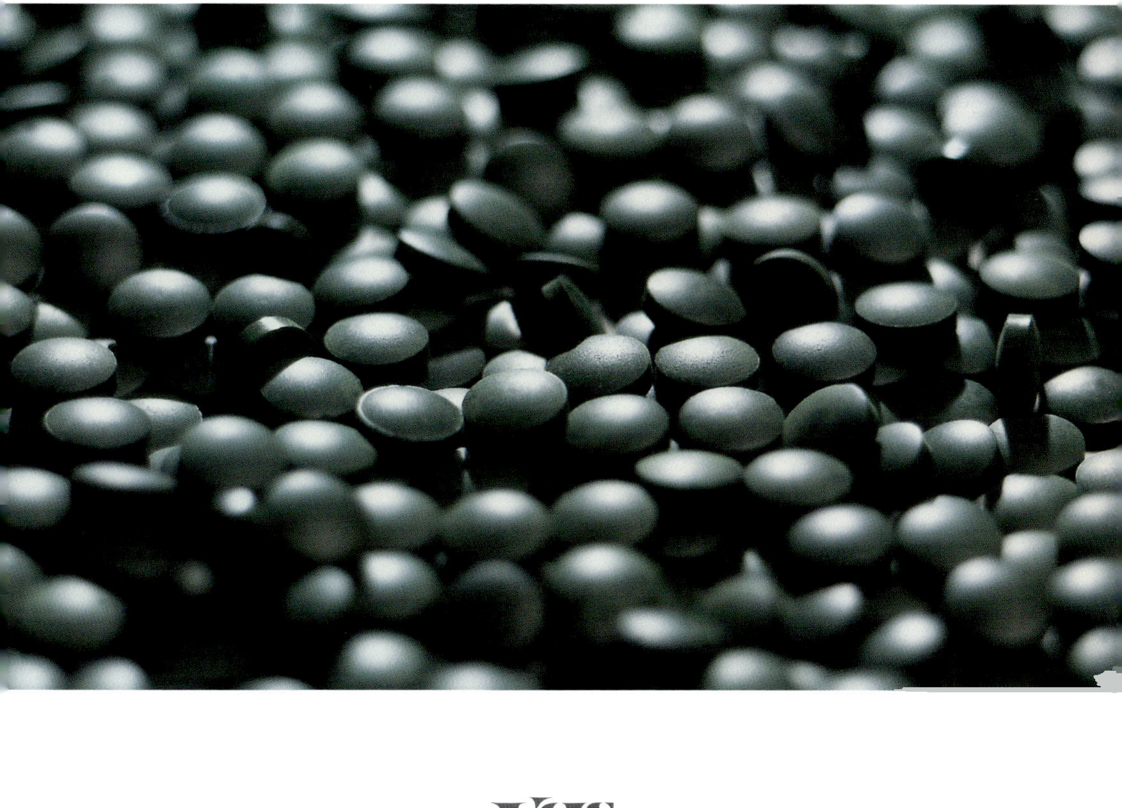

vgs

Inhalt

Haben Sie sich jemals gefragt, wie Sie richtig gesund werden können? Und haben Sie sich jemals gefragt, ob es nicht ein Lebensmittel gibt, das alle Vitamine und Nährstoffe enthält, die Ihr Körper braucht?

Schon in meiner Jugend hatte ich den Traum, die gesunde Pille zu erfinden, die es möglich macht, in komprimierter Form alle lebenswichtigen Vitalstoffe auf einmal zu sich zu nehmen. Eine Pille ganz ohne Chemie, einfach pure Natur!

Um mir diesen Traum zu erfüllen, studierte ich Biologie. Schon bald stieß ich auf die winzigen Mikroalgen, die mich so sehr faszinierten, dass ich sie genauer unter die Lupe nahm und selbst kultivierte.

Schließlich fiel mir der Artikel eines belgischen Forschers aus dem Jahr 1963 in die Hände, der eine erstaunliche Entdeckung gemacht hatte: Er war auf einen afrikanischen Volksstamm gestoßen, der regelmäßig große Mengen einer grünen Masse verzehrte und der gesünder war als der Rest der Bevölkerung. Sicher denken Sie es sich bereits – bei dieser grünen Masse handelte es sich um Spirulina.

Mein Interesse war geweckt, und ich konzentrierte mich von nun an ausschließlich auf das Studium der Spirulina-Alge und ihrer erstaunlichen Wirkung. In den fast zwei Jahrzehnten meiner Forschung ist mir mehr und mehr bewusst geworden, dass Spirulina ein wahres Kraftwerk ist, das uns alles liefert, was wir zum Leben brauchen.

Dank dieses Buches werden auch Sie bald alles wichtige über Spirulina wissen, denn hier wird alles Wissenswerte in leicht verständlicher Form auf den Punkt gebracht: Von der Geschichte der kleinen Blaugrünalge über ihren Anbau auf Farmen bis hin zu den Qualitätskriterien, auf die man beim Kauf achten sollte – nichts bleibt Ihnen verborgen.

Besonderes Augenmerk wird natürlich auf die Wirkung des grünen

Kraftpakets gelegt. Sie werden staunen, wie viele Vitalstoffe in dieser kleinen spiralförmigen Alge stecken – und wie dringend wir sie brauchen. Denn der Autor beweist mit diesem Buch auch den Mut zur kritischen Bestandsaufnahme: Er führt uns unser Leben vor Augen und zeigt uns unsere Situation in Zeiten von körperlichem wie seelischem Stress auf, in Zeiten der Hektik und des Mangels im Überfluss.

Wir können inzwischen fast alles kaufen, doch unsere Gesundheit, unser höchstes Gut, ist nach wie vor unbezahlbar. Und ausgerechnet heute, in unserer modernen Gesellschaft, ist es schwerer denn je gesund zu sein. Aber keine Angst – Sie werden sehen, dass diese Erkenntnis kein Grund zur Verzweiflung ist! Entscheidend ist nur, sich der Gefahren und Missstände bewusst zu werden und ihnen entgegenzuwirken. Dieses Buch wird Ihnen mit großer Sachkenntnis und Liebe zum Detail dabei helfen.

Stellen Sie sich einfach den Tatsachen und lernen Sie in diesem Zusammenhang Ihren Körper – seine Funktionsweise und seine Bedürfnisse – kennen. Erschrecken Sie nicht, das klingt komplizierter, als es ist! Die vielen anschaulichen Beispiele und Vergleiche machen alles Gesagte leicht verständlich.

Sie werden vieles erfahren, was Sie schon immer wissen wollten, und Sie haben es anschließend selbst in der Hand, das beste für sich und Ihre Lieben zu tun. Sie werden staunen, wie einfach es ist, gesund und glücklich zu sein! Denn mit Spirulina essen Sie Leben und finden zu neuer Power, Energie, Vitalität und Freude.

Viel Spaß also beim Lesen dieses überaus gelungenen Buches und ein wunderbares Leben wünscht Ihnen
Ihr

Dr. rer. nat. Peter Hartig
(Dr. der Biologie, Fachgebiet Mikroalgen)

Klein, aber oho!

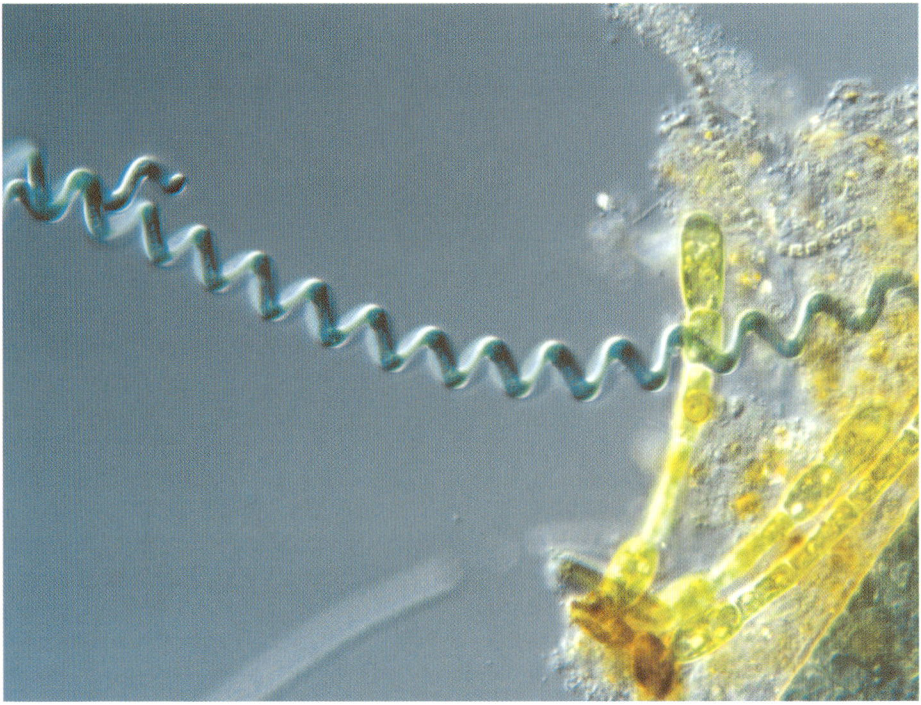

Die kleine Alge mit der großen Wirkung trägt ihren Namen aufgrund ihrer spiralförmigen Zellfäden.

Das blaugrüne Wunder, das grüne Kraftwerk der Natur, die Extraportion natürliche Energie, das gespeicherte Sonnenlicht, das grüne Gold aus dem See, die pure Lebensenergie – hinter all diesen Schlagworten verbirgt sich eine unscheinbare, gerade einmal 0,3 mm lange blaugrüne Mikroalge mit dem botanischen Namen Spirulina platensis. Nach der Wiederentdeckung der vitalstoffreichen Mikroalge vor ca. 40 Jahren hat sie einen beispiellosen Siegeszug rund um die Welt angetreten – von Japan über die USA bis nach Europa. Heute genießt sie bei Millionen gesundheitsbewusster Menschen eine Art Kultstatus.

In den USA sind die Mikroalgen bei Sportlern und Kreativen längst als Supernahrung ein Renner und nehmen unter allen angebotenen Nahrungsergänzungsmitteln den Spitzenplatz im Health-Food-Verkauf ein. Japan ist inzwischen führend in der Produktion und im Verbrauch von Spirulina. Dort hatte man schnell erkannt, dass die Blaugrünalge mit einem Minimum an Rohmaterial und Energie ein Maximum an Nährwerten liefert.

Spirulinas Inhaltsstoffe (%)	
Proteine	60
Kohlenhydrate	14
Fette	6
Feuchtigkeit	5
Asche	8,8
Rohfaser	6,4

Die wichtigen Probleme, denen wir uns stellen müssen, können nicht auf dem gleichen gedanklichen Niveau geklärt werden, das wir hatten, als wir sie geschaffen haben.

Albert Einstein

Anfangs von manchem Ernährungswissenschaftler belächelt versetzt Spirulina heute immer mehr Fachleute in Erstaunen. Klinische Tests und Studien haben inzwischen die unglaubliche Wirkung dieses kleinen grünen Wunders nachgewiesen und Millionen Menschen haben am eigenen Leib erfahren, dass Spirulina

- das Immunsystem stärkt und damit den Ausbruch vieler Zivilisationskrankheiten verhindert,
- die körpereigenen Selbstheilungskräfte mobilisiert,
- die Grundversorgung des Körpers mit allen lebenswichtigen Vitalstoffen auf natürliche Weise sichert,
- Vitalität, Leistungsfähigkeit und Konzentration fördert,
- den Stoffwechsel positiv beeinflusst,
- den Cholesterienspiegel senkt und
- ideal ist bei Diät und Fastenkuren, während der Schwangerschaft und Stillzeit sowie zur Regeneration.

Und all das ohne jede Nebenwirkung, ohne jede Chemie!

Spirulina

Spirulina ist eine Algengattung, die zu den Cyanobakterien (allgemeine Bezeichnung: Blaualgen) gehört. Blaualgen sind in etwa 1.400 Arten über den ganzen Erdball verbreitet und kommen vor allem im Süßwasser vor. Die Gattung Spirulina verdankt ihren lateinischen Namen ihrer Struktur: unverzweigte, spiralig gewundene Zellfäden von ca. 0,3 mm Länge.

Ursprünglich wächst Spirulina in sauberen, mineralstoffreichen Seen unter der tropischen Sonne Asiens, Südamerikas und Afrikas. Ihre essenziellen Nährstoffe bezieht die Mikroalge aus Sonnenlicht, Wärme und Wasser. Bei Temperaturen von 40 ° bis 50 ° C bindet sie die in Wasser, Luft und Boden enthaltenen Vitamine, Mineralstoffe und Spurenelemente durch Photosynthese organisch zu einem komplexen, natürlichen Nahrungsmittel. Im Gegensatz zu vielen anderen Mikroalgen und Pflanzen besitzt Spirulina keine Zellwand aus unverdaulicher Zellulose, sondern nur eine dünne Zellmembran. So können ihre Zellen optimal im Magen-Darmtrakt aufgeschlossen werden und der menschliche Organismus kann die wertvollen Substanzen besonders gut aufnehmen.

Spirulina, die kleine Alge mit der großen Wirkung, ist schätzungsweise ca. 3,6 Milliarden Jahre alt und damit das älteste und ursprünglichste »Lebens«-mittel auf unserem Planeten. Kein anderes Lebensmittel enthält mehr hochwertiges, pflanzliches Eiweiß mit allen acht essenziellen Aminosäuren. Und daneben auch noch einen außergewöhnlich hohen Anteil an Betacarotin, Vitamin B12 und zweifach gebundenes Eisen, viele weitere Mineralstoffe und Spurenelemente, Vitamine, Chlorophyll und die für einen gesunden Fettstoffwechsel so wichtige Gamma-Linolensäure.

Nach aktuellen wissenschaftlichen Studien können bereits 1 bis 2 Gramm Spirulina-Pulver (6 Spiruletten) als Ergänzung zur täglichen Nahrung genügen, um die vielfältigen gesundheitsfördernden Effekte spürbar werden zu lassen. Schon nach kürzester Zeit zeigt sich ein deutlich positiver Einfluss auf den gesamten Organismus und das Immunsystem.

Vitamine und Mineralstoffe in Spirulina

Vitamine (mg/kg)		Mineralstoffe (mg/kg)	
Provitamin A (Beta-Karotin)	1.800	Kalzium	4.300
Vitamin E	2.100	Magnesium	3.500
Vitamin B1	0,1	Kalium	9.200
Vitamin B2	0,5	Eisen	700
Vitamin B3	148	Phosphor	8.200
Vitamin B5	409	Natrium	7.200
Vitamin B6	3,3	Zink	32
Vitamin B12	0,79	Kupfer	7,5
Folsäure	1,75	Mangan	31
Biotin	1,32	Chrom	1,5
		Selen	< 1
		Germanium	6

Ausführliche Analyse auf Seite 28/29

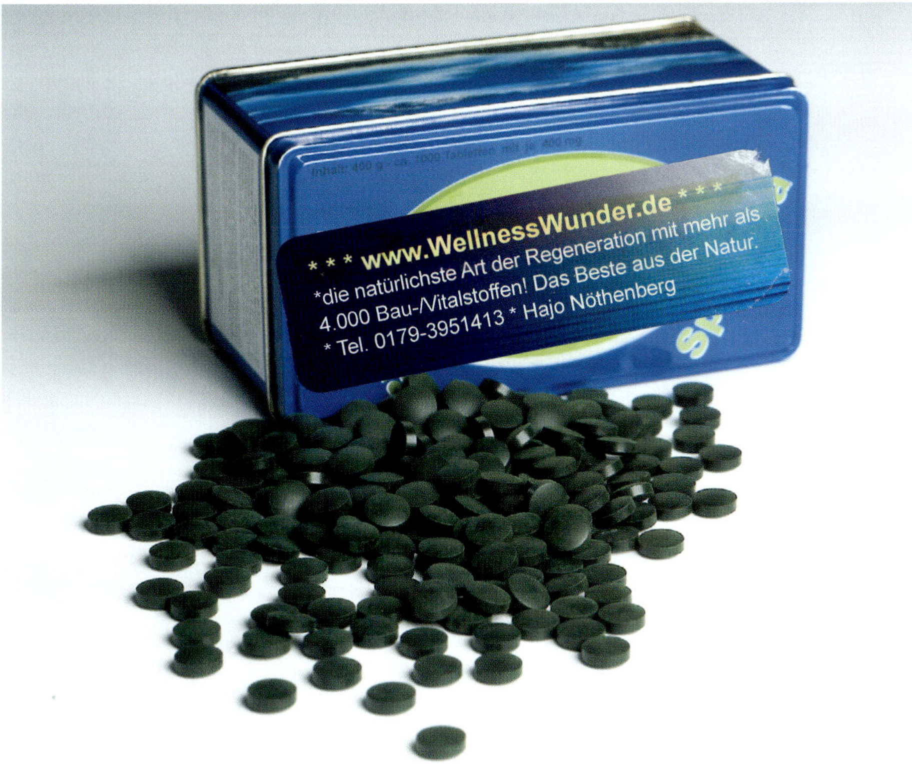

Schon 6 Spiruletten pro Tag reichen aus, um den Körper mit allen Vitalstoffen zu versorgen, die er für seine schwere Arbeit braucht.

Allerdings – die kraftvolle Wirkung von Spirulina hängt nicht allein von der Menge der über 50 einzelnen Inhaltsstoffe ab, sondern auch und vor allem von der synergetischen Wirkung aller Stoffe zusammen. Bis zum heutigen Tag gibt es auf der ganzen Welt kein Labor, das es trotz vielfacher Anstrengungen geschafft hätte, die natürliche komplexe Anordnung von Vitalstoffen zu kopieren. Aber nur in dieser von Mutter Natur ausgefeilten Kombination kann unser Körper sie als Nahrung erkennen, ganz leicht aufnehmen und für sich nutzen. Mehr darüber erfahren Sie in den nächsten Kapiteln.

Keine Angst, was zunächst ein wenig wissenschaftlich klingt, lässt sich meist sehr einfach erklären. Und genau das wollen wir in diesem Buch versuchen. Damit auch Sie in Zukunft von diesem wunderbaren Schatz profitieren, den uns die Natur so verschwenderisch zur Verfügung stellt – Ihrer Gesundheit zuliebe.

Warum Spirulina?

Taucht man einen Frosch in einen Topf mit heißem Wasser, so versucht er sofort mit allen Kräften, aus dem Gefäß heraus zu springen. Setzt man ihn jedoch in kaltes Wasser, das nur langsam erhitzt wird, so lässt er sich ohne große Gegenwehr zu Tode kochen. Dieses buddhistische Gleichnis charakterisiert sehr treffend die Situation, in der wir heute leben – in einer Umwelt, die von Tag zu Tag mehr belastet ist mit Giften, die wir kaum noch wahrnehmen.

Das Problem des Froschs ist: Er kann einfach nicht erkennen, dass die Wassertemperatur ganz allmählich ansteigt und für ihn bedrohlich wird. So versäumt er es, rechtzeitig zu handeln. Vielen Menschen ergeht es nicht besser. Langsam, aber sicher essen wir uns krank – und merken es, wenn überhaupt, oft viel zu spät.

Vitalstoffe

Oberbegriff für Wirkstoffe, die für das Gelingen biologischer Reaktionen im Organismus und zum Aufbau der lebensnotwendigen Zellsysteme unbedingt notwendig sind. Hierzu gehören die vom Körper nicht erzeugbaren essenziellen Aminosäuren und ungesättigte Fettsäuren, außerdem Vitamine, Spurenelemente, Mineralien, Enzyme und Hormone. Vitalstoffe werden dem Körper zum größten Teil über die Nahrung zugeführt. Ein Vitalstoffmangel kann ernährungsbedingte Krankheiten verursachen.

Unsere Nahrung ist nicht nur mit Schwermetallen, Pestiziden, chemischen Düngemitteln und Wachstumshormonen vergiftet, sie enthält auch immer weniger lebensnotwendige Vitalstoffe. Das, was wir heute im Supermarkt so vermeintlich günstig kaufen, ist oftmals mehr als bedenklich. Im Brot aus industriellem Fertigmix steckt jede Menge Backmittelchemie. Müssten die Bäcker alle Zusätze offen legen, würden wir vermutlich wieder selbst backen. Käse, Butter und Milch sind keineswegs immer so gesund, wie es die Werbung uns verspricht und kommen in der Regel nicht von glücklichen Kühen, die auf sattgrünen Almen grasen. Das Frühstücksei mit seinem künstlich gefärbten Dotter ist meist salmonellengespickt und stammt nicht selten aus dem Hühner-KZ. Den Sonntagsbraten liefern gestresste, kranke Schweine, die man längst mit Psychopharmaka und Betablockern zur Sau gemacht hat. Am Blattsalat kleben Nitrate und Schwermetalle, die nicht nur von Autoabgasen kommen. Und sogar das Bio-Geflügel ist nitrofenverseucht.

Dem unreif geernteten Obst mit seinem faden Einheitsgeschmack wird in finsteren, klimatisierten Lagerhallen mit Ethylengas künstliche Reife verpasst. Äpfel beispielsweise werden monatelang in hermetisch abgeschlossenen Hallen im künstlichen Kälteschlaf mit Stickstoff und Kohlendioxid »erntefrisch« gehalten. Nicht einmal mehr

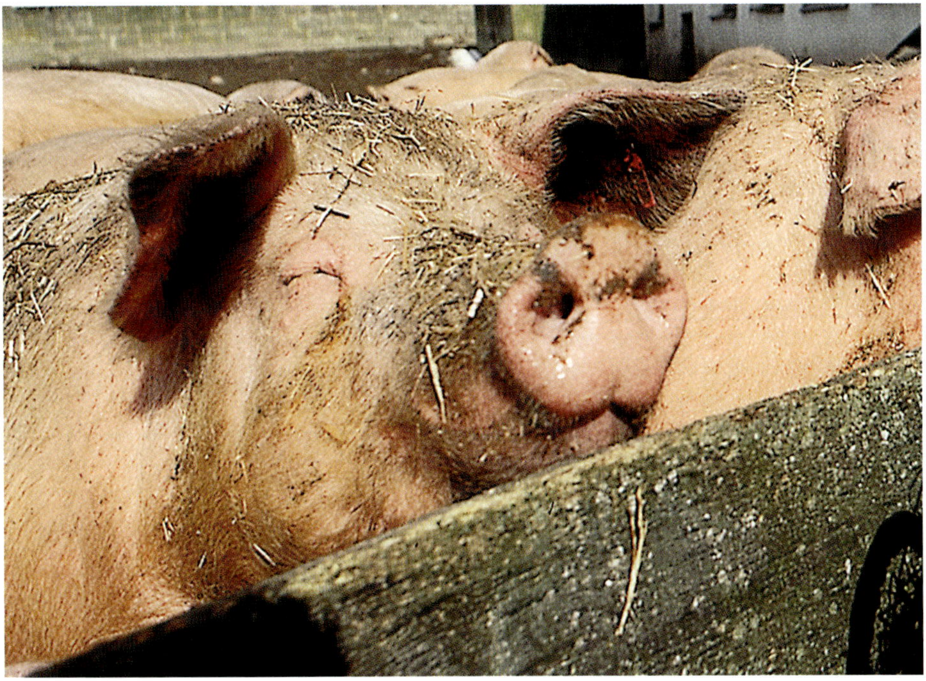

So zufrieden wie diese Schweine sind heutzutage leider die wenigsten ihrer Art. Zumeist vegetieren sie in Massentierhaltung in dunklen, engen Ställen vor sich hin und werden mit Betablockern und Psychopharmaka zur Sau gemacht.

Würmer würden sich noch an diesen Industrieprodukten vergreifen.

Logisch, dass man hier schon lange nicht mehr von »Lebens«-mitteln sprechen kann. Hier lebt meist gar nichts mehr. Wir konsumieren immer häufiger denaturierte, tote Nahrungsmittel, die nur noch einen Bruchteil der Nährwerte wie zu Großmutters Zeiten enthalten. Industriell bearbeitet, raffiniert und konserviert bleiben oft nur noch tote Kalorien übrig, die den Organismus eher belasten als beleben.

Von der Natur komponiert

Spirulina-platensis-Algen sind ein natürliches Vitalkonzentrat, das in dieser Fülle und Vielseitigkeit einzigartig ist. So enthält Spirulina beispielsweise 50-mal mehr Eisen als Spinat, 3-mal mehr Protein als Fleisch, Fisch oder Geflügel und 14-mal mehr Beta-Karotin als Karotten. Dazu über 2.000 Enzyme sowie unglaublich viele Vitamine, Mineralstoffe und Spurenelemente.

Mangel im Überfluss

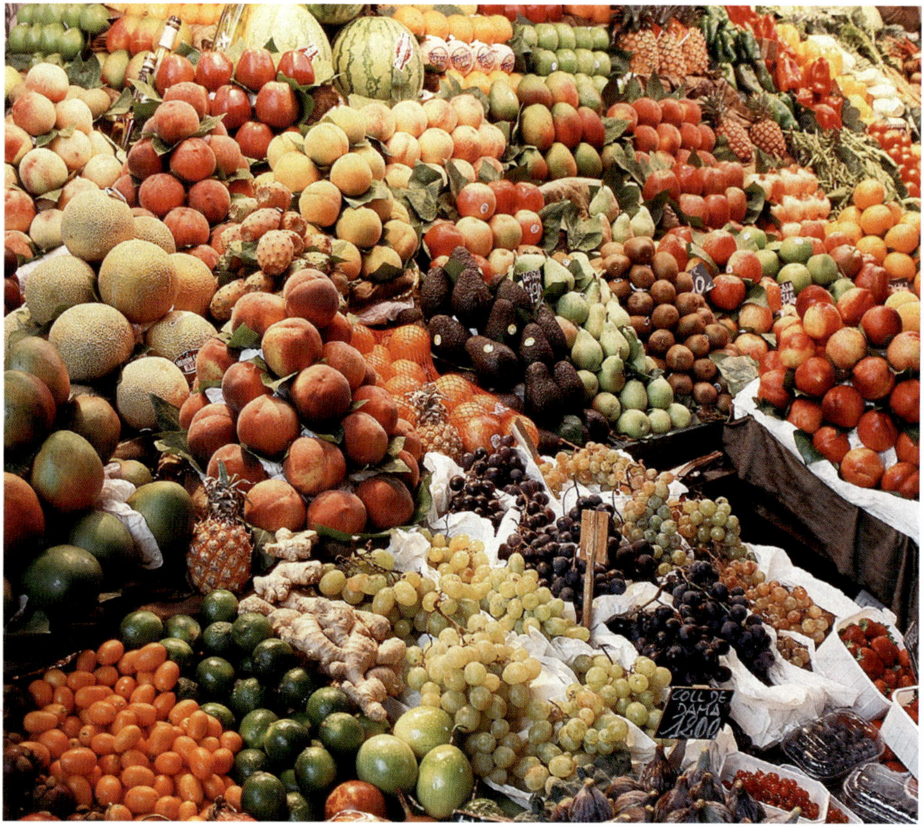

Ein Augenschmaus mag das geschminkte Obst in den Supermärkten zwar sein, als Vitalstofflieferant taugt es jedoch leider nur in den seltensten Fällen. Der Verlust an Nährwerten in den letzten Jahren ist höchst alarmierend.

Die Ernährungswissenschaftler vom Schwarzwald-Sanatorium in Obertal deckten schon 1996 den katastrophalen Zustand unserer Nahrungsmittel auf. Sie kauften stichprobenartig gefüllte Obst- und Gemüsekörbe, u.a. Brokkoli, Bohnen, Kartoffeln, Möhren, Spinat und Bananen. Ein neutrales Labor in Karlsruhe untersuchte den Gehalt an lebenswichtigen Vitaminen, Mineralien und Spurenelementen. Diese Werte wurden mit der offiziellen Nährstofftabelle des Schweizer Pharmakonzerns Geigy aus dem Jahr 1985 verglichen. Erschreckendes Ergebnis: Der Verlust an Nährstoffen in den vergangenen zehn Jahren war bedenklich hoch, wie unsere Tabelle zeigt. Aktuellere Zahlen würden sicher noch alarmierender ausfallen.

Alles Gute kommt von oben?

Auf unseren Äckern tickt eine Zeitbombe. Die Gründe dafür sind vielfältig: Durch jahrzehntelange Monokultur ausgelaugte Böden, Umweltgifte, der übermäßige Einsatz von Pestiziden und Herbiziden zur Schädlings- und Unkrautbekämpfung – all dies führt bereits während des Pflanzenwachstums zu drastischen Vitalstoffdefiziten. Hinzu kommt die Umweltverschmutzung, die unsere Versorgung mit den lebenswichtigen Vitalstoffen gefährdet.

Das, was vom Himmel auf unser Obst und Gemüse niederfällt, sorgt zusätzlich für einen Vitalstoffmangel bei vielen Menschen. Eine Reihe von Umweltgiften reagiert nämlich im Boden mit Substanzen, die eigentlich die Pflanzen aufnehmen müssten, um Nährstoffe zu bilden. Ein Beispiel: Saurer Regen enthält unter anderem Schwefel, der sich im Boden mit Selen verbindet. Diese Verbindung kann von Pflanzen aber nicht aufgenommen werden – Selenmangel ist die Folge.

Damit man dem angeblich frischen Obst und Gemüse in den Verkaufsregalen den Verfall nicht ansieht, wird es kräftig »geschminkt«. Die Pilzvernichtungsmittel Captan und Pomarsol forte werden beispielsweise nicht nur zur Schädlingsbekämpfung eingesetzt. Sie verleihen unseren Äpfeln auch die appetitliche Farbe, die Sonnenreife und einen hohen Vitamin-C-Gehalt vortäuscht. Doch statt der erhofften Vitalstoffe nehmen wir Gifte zu uns.

Mineralien und Vitamine

Gehalt in mg je 100 Gramm Lebensmittel

		1985	1996	Differenz
Brokkoli	Kalzium	103	33	- 68 %
	Folsäure	47	23	- 52 %
	Magnesium	24	18	- 25 %
Bohnen	Kalzium	56	34	- 38 %
	Folsäure	39	34	- 12 %
	Magnesium	26	22	- 15 %
	Vitamin B6	140	55	- 61 %
Kartoffeln	Kalzium	14	4	- 70 %
	Magnesium	27	18	- 33 %
Möhren	Kalzium	37	31	- 17 %
	Magnesium	21	9	- 57 %
Spinat	Magnesium	62	19	- 68 %
	Vitamin B6	200	82	- 59 %
	Vitamin C	51	21	- 58 %
Banane	Kalzium	8	7	- 12 %
	Folsäure	23	3	- 84 %
	Magnesium	31	27	- 13 %
	Vitamin B6	330	22	- 92 %

Quelle: Welt am Sonntag, 24.08.1997

Wenn wir uns falsch ernähren, kann kein Arzt uns heilen – wenn wir uns richtig ernähren, benötigen wir keinen Arzt.

Dr. Victor G. Rocine

Wissenschaftliche Untersuchungen haben ergeben, dass ein Durchschnittskonsument, der in einem gewöhnlichen Supermarkt einkauft und bei jeder Mahlzeit sorgfältig gewaschenes Obst und Gemüse isst, pro Jahr etwa 4 Liter Pestizide zu sich nimmt. Um diese Giftmenge wieder abzubauen, brauchen wir zusätzliche Vitalstoffe, die uns aber – wie wir inzwischen wissen – unsere Lebensmittel nicht mehr liefern können. Unseren Körper mit allen lebensnotwendigen Vitalstoffen in ausreichendem Maß zu versorgen stellt heute ein immer größer werdendes Problem dar.

In den von Ernährungswissenschaftlern so gern zitierten Nährwerttabellen ist die Zeit stehen geblieben. Obst und Gemüse haben in diesen Tabellen immer noch die gleichen Nährwerte wie zu Großmutters Zeiten. Von Schadstoffen liest man überhaupt nichts. Aber noch etwas fällt auf: Alle Tabellen zeigen nur Durchschnittswerte an, aus denen nicht hervorgeht, ob das jeweilige Obst oder Gemüse frisch und reif geerntet wurde, wie und wie lange es gelagert oder transportiert wurde, ob es vom Biobauern oder aus dem Treibhaus kommt. Ein Apfel, der reif vom Baum gepflückt wird, enthält demnach die gleiche Menge Vitalstoffe wie z. B. ein neuseeländischer Apfel, der, geschützt durch eine dünne Wachsschicht, unreif bereits um den halben Erdball gereist ist.

Falsche Ernährung macht krank

Ernährungsbedingte Krankheiten, die heute einen Großteil der so genannten Zivilisationskrankheiten ausmachen, reichen von Karies und Parodontose über Diabetes, Gicht und Arteriosklerose bis hin zu Allergien, Erkrankungen des Nervensystems, Herzinfarkt und zu einem gewissen Teil auch Krebs. 1989 wurden die Kosten für ernährungsbedingte Krankheiten in Deutschland noch auf 56 Milliarden Mark geschätzt, im Jahr 2000 waren sie

Das grüne Wunder

Langjährige Studien in den USA und Japan haben gezeigt, dass Beta-Karotin, das in hohem Maße auch in Spirulina vorhanden ist, zur Vorbeugung von Krebs eingesetzt werden kann. Spirulina unterstützt die Darmflora durch den Aufbau von Lactobazili, einem natürlichen Antibiotikum. Die Stärkung des Immunsystems mit Spirulina kann sogar dazu beitragen, Immunschwächekrankheiten zu verhindern oder zumindest abzumildern. Das gilt auch für Allergien.

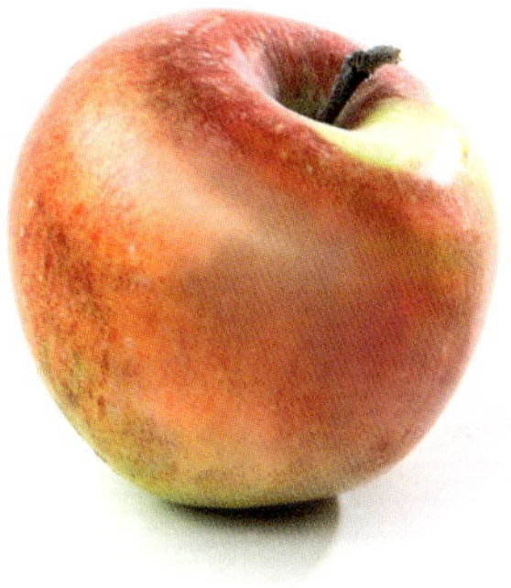

Leider ist nicht nur der Gehalt eines immerhin schön anzusehenden Supermarktapfels gleich Null, sondern die Stoffe, mit denen er behandelt wurde, schaden unserer Gesundheit auch noch zusätzlich.

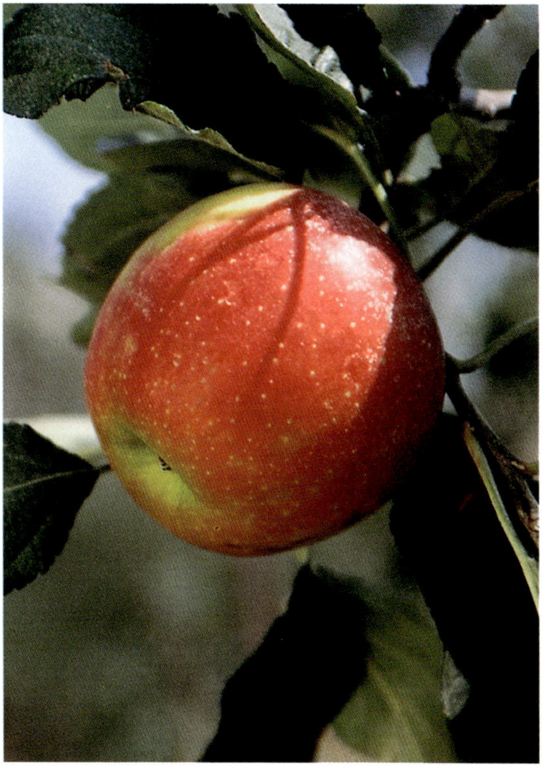

Für einen Apfel, der bei einem Biobauern bis zur Reife am Baum wachsen kann, lohnt es sich, ein bisschen tiefer in die Tasche zu greifen. Das sollte uns unsere Gesundheit wert sein!

Spirulina hält gesund

Spirulina ist kein Medikament, sondern ein »Lebens«-mittel im ursprünglichen Wortsinn. Die wertvolle Mikroalge ist auch kein Mittel gegen irgendwelche Symptome, sie unterstützt vielmehr den Körper bei der Mobilisierung der körpereigenen Selbstheilungskräfte.

Wissenschaftliche Untersuchungen haben ergeben, dass Spirulina unbedenklich von Kindern und Erwachsenen eingenommen werden kann – und das ohne unerwünschte Nebenwirkungen.

schon auf unglaubliche 145 Milliarden Mark angewachsen, Tendenz steigend. Rund 70.000 Oberschenkelhalsbrüche, so schätzen Experten, hätten mit gesunder, vitalstoffreicher Ernährung im gleichen Jahr vermieden werden können.

Diese alarmierenden Zahlen beziehen sich allerdings lediglich auf solche Krankheiten, die von offiziellen Stellen anerkannt werden. Die Dunkelziffer dürfte jedoch erheblich höher liegen.

Das Geschäft mit der Krankheit

Zu oft sterben Leute nicht aus Mangel an Erkenntnis. Sie sterben, weil weder die medizinischen Berufe noch die Pharmaindustrie ein Interesse daran haben, dass die Menschen bei guter Gesundheit sind, sondern im Gegenteil jedes Interesse, die Menschen in ihrer Pathologie zu belassen. Die Ärzte sind sich dessen sicher nicht bewusst und es ist möglich, dass dies auch für manche Pharmaunternehmen zutrifft. Unser System begünstigt diese Tatsache und es wäre an der Zeit, einmal Bilanz zu ziehen.

Dr. Vernon Coleman

Für die Medizin und die Pharmaindustrie sind die Zivilisationskrankheiten ein einträgliches Geschäft. Die moderne Medizin hat sich fast ausschließlich der symptomatischen Linderungsbehandlung verschrieben, das heißt, sie versucht, die Krankheitserscheinungen zu unterdrücken und die Beschwerden zu lindern. Und dies unter Einsatz teurer Medikamente und kostspieliger Apparate.

Für fast alle Beschwerden und Lebensumstände hält die Pharmaküche das passende Mittelchen bereit. Es gibt Beruhigungsmittel für Stress-Situationen, Aufputschmittel für Antriebsschwäche, Betäubungsmittel für Schmerzen, Mittel für zu hohen oder zu niedrigen Blutdruck, Appetitzügler und Abführmittel – kurz, für jedes einzelne Symptom ein Gegenmittel. Die Krankheitsursache, die weitaus vielschichtiger und wichtiger ist als die jeweiligen einfach zu diagnostizierenden Symptome, wird dadurch in der Regel allerdings nicht beseitigt. Ganz im Gegenteil – sie schreitet unaufhaltsam voran.

Und das ist gut so – zumindest für die Gesundheits-, oder besser gesagt, Krankheitsindustrie. Vorsorge wird in diesem gut funktionierenden und verdienenden System immer noch ganz klein geschrieben. Denn, mal ganz ehrlich, wer sollte schon Interesse daran haben, Krankheiten von Anfang an zu vermeiden? Die Pharmaindustrie? Nun, sie lebt ziemlich gut von der bisherigen Praxis, den Menschen erst einmal krank werden zu lassen. Die Ärzte? Im alten China erhielten sie so lange Geld von ihren Patienten, wie diese bei bester Gesundheit waren. Damals bedeutete die Krankheit eines Patienten für den Arzt einen Verdienstausfall. Heute ist ein leeres Wartezimmer für den Arzt gleichbedeutend mit einem leeren Geldbeutel.

Also werden fleißig immer neue und vor allem immer teurere Medikamente

Risiken und Nebenwirkungen

In Deutschland sind zur Zeit über 45.000 verschiedene Medikamente auf dem Markt. Aber nur die Hälfte davon ist auf ihre Wirksamkeit überprüft. Mehr als 300.000 Menschen landen in unserem Land jährlich wegen »unerwünschter« Nebenwirkungen von Arzneimitteln im Krankenhaus und 25.000 Menschen sterben sogar daran. Da fragt man sich doch ganz spontan, wie denn die erwünschten Nebenwirkungen wohl aussehen mögen.

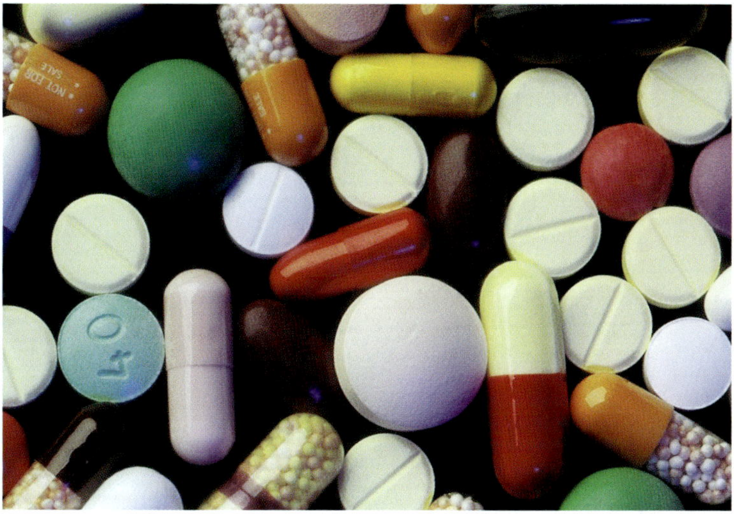

Für jedes Symptom halten Ärzte und Pharmaindustrie ein im Labor hergestelltes chemisches Mittelchen bereit. Leider werden meist nur die Auswirkungen und nicht – wie es eigentlich sinnvoll wäre – die Ursachen bekämpft.

entwickelt, verschrieben und bereitwillig geschluckt. Getreu dem Motto »Viel hilft viel«. Die Nebenwirkungen jedes Medikaments werden widerspruchslos in Kauf genommen, denn wir haben uns schön längst an die seitenlangen »Packungsanleitungen« in unverständlichem Fachchinesisch gewöhnt. Nur die Mutigsten lassen sich die gesundheitlichen Folgen der Medikamenteneinnahme vom Arzt oder Apotheker erklären.

Wem würde ein Umdenken in unserer Gesundheitspolitik nützen? Nun, ganz sicher nicht der Pharmaindustrie. Für sie sind Zivilisationskrankheiten ein ausgesprochen einträgliches Geschäft. Durch einen Rückgang dieser Krankheiten würden sie jährlich Milliarden Euro verlieren.

Der statistische Tod

Noch nie war die Lebenserwartung der Menschen in den Industrieländern so hoch wie heute. Sagt zumindest die Statistik. Doch wie so oft täuscht auch in diesem Fall die Statistik einen paradiesischen Zustand vor, der so nicht existiert. Denn wie kommen solche Zahlen zu stande? Ein einfaches Beispiel: Stirbt ein 90jähriger und zugleich zwei Säuglinge kurz nach der Geburt, so hat rein statistisch jeder dieser drei Menschen ein durchschnittliches Lebensalter von 30 Jahren erreicht. Eine hohe Säuglings- und Kindersterblichkeit, die in den Jahrhunderten vor der Entdeckung des Penicillins sehr häufig war, hat damit die statistische Lebenserwartung automatisch gesenkt.

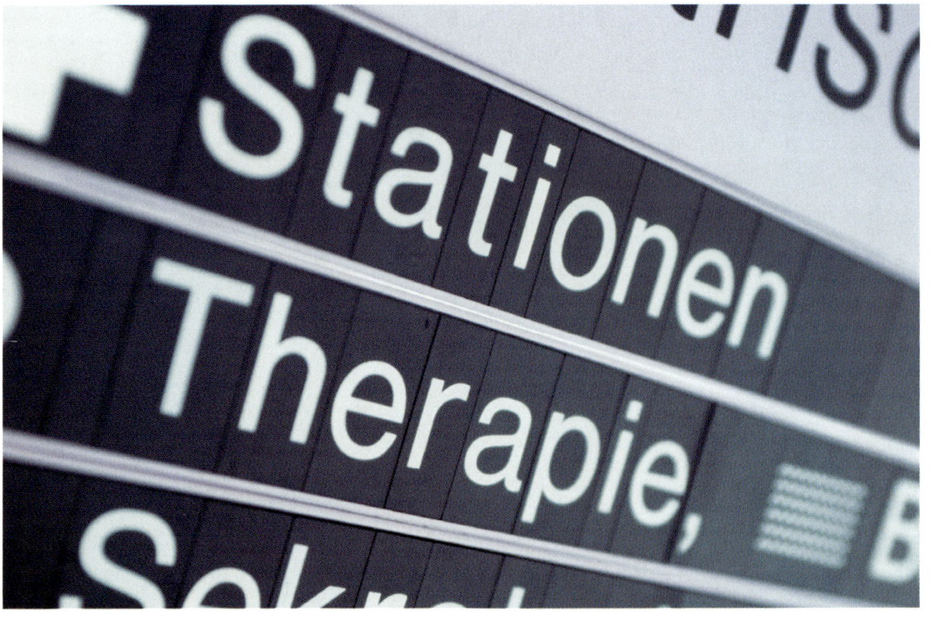

Was hilft ein langes Leben, wenn man die letzten Jahre krank ist und den Lebensabend nicht mehr genießen kann?

Tatsache ist, dass der Mensch in unserer »zivilisierten« Welt durchschnittlich 20 bis 30 Jahre vor seinem Tod an einer der vielen unnötigen Zivilisationskrankheiten erkrankt. Prof. Dr. Werner Kollrath bringt es auf den Punkt: »Man lebt heute nicht länger, weil man gesünder geworden ist, sondern weil man länger krank sein kann.« Dem Tod gehen langjährige und oft sehr schmerzvolle Gesundheitsschäden voraus. Länger zu leben ist für die meisten jedoch nur dann erstrebenswert, wenn sie ihr Leben aktiv und voller Tatendrang führen können.

Leider lernen die Schulmediziner während ihres Studiums bis heute nichts über die Kraft der Vitalstoffe. Und gerade diese sind so wertvolle Helfer im Kampf gegen die vermeidbaren Zivilisationskrankheiten. Dabei hat Hippokrates, der weise Lehrmeister aller Ärzte, schon vor über 2000 Jahren die kluge Frage gestellt: »Wie kann ein Mensch, der die Ernährung nicht kennt, Krankheiten heilen wollen?« Und er fügte hinzu: »Heile mit Verstand, nicht mit Medikamenten!« Es wird Zeit, dass unsere Medizin sich darauf zurück besinnt.

Statt immer weiter gegen Krankheitssymptome anzukämpfen ist es sicher sinnvoller, den Menschen endlich in seiner Gesamtheit zu betrachten und verstehen zu lernen, welche Faktoren Einfluss auf das Funktionieren des menschlichen Organismus haben. Auch durch noch mehr Medikamente, noch mehr Fachärzte und noch mehr hochtechnisierte Krankenhäuser wird die Krankheit nicht besiegt.

Es ist höchste Zeit, mit dem schmalspurigen Denken aufzuhören und sich endlich einmal ernsthaft damit zu befassen, wie sich die körpereigenen Abwehrkräfte jedes Menschen stimulieren und mobilisieren lassen. Der Schlüssel zu lebenslanger Gesundheit ist seit langem verfügbar – die Natur hat ihn uns geschenkt. Nutzen wir ihre Gaben und lernen wir von ihr. Denn wir leben nicht isoliert von der Natur, wir sind aus ihr hervor gegangen und können nur im Einklang mit ihr zufrieden leben. Die Evolution besteht für uns ganz einfach darin, neue Prioritäten zu setzen. Gesundheit und Wohlbefinden müssen in Zukunft an erster Stelle stehen. Dies ist jedoch nicht möglich, so lange die Rüstungs- und die Pharmaindustrie abwechselnd den ersten oder zweiten Platz auf der Liste der weltweit führenden Industrien einnehmen.

Lassen Sie uns gemeinsam neue Wege gehen, um so vielen Menschen wie möglich ein langes und gesundes Leben zu ermöglichen. Es geht für uns nicht um Politik oder um Moral – es geht um das Leben, auch um Ihres und das Ihrer Lieben.

Zivilisationskrankheiten

Sammelbezeichnung für Krankheitserscheinungen, die ausschließlich oder wesentlich durch Auswirkungen der Zivilisation ausgelöst oder beeinflusst werden. Meist wirkt eine ganze Reihe von Faktoren über einen längeren Zeitraum zusammen, bevor es zu Gesundheitsschäden kommt. Zu den wichtigsten Einflüssen zählen: einseitige oder übermäßige Ernährung, Stress, Alkohohl-, Tabak- und Arzneimittelmissbrauch. Kennzeichnend für diese Krankheiten ist, dass sie sich immer mehr in frühere Lebensabschnitte verlagern, also Krankheiten der mittleren Lebenshälfte geworden sind; der Anstieg der Krankheitskurve beginnt schon mit 40 Jahren.

(Quelle: Der Gesundheitsbrockhaus, 1990)

Gefahren von Medikamenten

Neuere Studien in den meisten industrialisierten Ländern warnen vor den Gefahren, die die Verwendung von Antibiotika mit sich bringt. Schätzungsweise 50 bis 90 Prozent der Verordnungen seien überflüssig. Verstärkung der Resistenz von Bakterien, allergische Reaktionen, rheumatische Entzündungen und alle möglichen Nebenwirkungen sind möglich. In England werden jedes Jahr 1000 Menschen durch Penicillin getötet, und die erschreckende Wahrheit ist, dass durch die verordneten Medikamente mehr Menschen getötet werden als durch alle illegalen Drogen wie zum Beispiel Heroin und Kokain zusammen.

(Quelle: Dr. Vernon Coleman, Betrayal of Trust, European Medical Journal)

Mit Spirulina kam das Leben auf die Erde

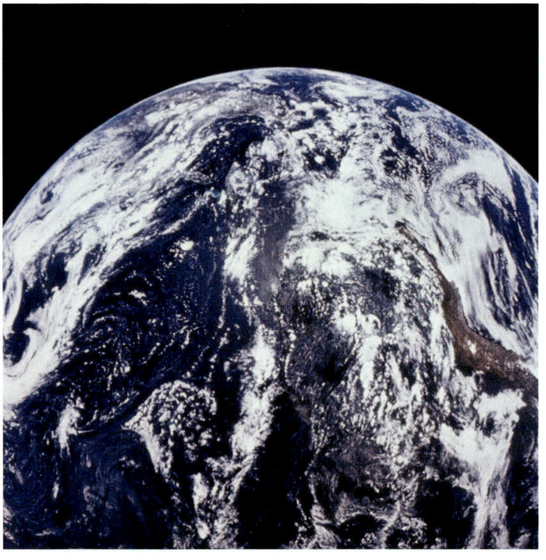

Cyanobakterien wie Spirulina gehörten zu den ersten Formen des Lebens auf der Erde und hatten wesentlichen Anteil an der Entstehung von Mensch und Tier.

Spirulina – halb Pflanze, halb Tier

Spirulina platensis vereinigt die guten Eigenschaften von Tier- und Pflanzenzellen in sich. Wie die Pflanzen produziert sie Chlorophyll zur Photosynthese. Dennoch ist ihre Zellmembran nicht aus unverdaulicher Zellulose wie bei sonst allen Pflanzen. Ihre Zellwände sind aus nährstoffreicher, leicht verdaulicher Stärke wie bei allen Tierzellen. Mit den Bakterien hat Spirulina außerdem die große Anpassungsfähigkeit an fast alle Lebensbedingungen gemeinsam. Und auch die Fähigkeit, genetische Informationen einfach von Zelle zu Zelle auszutauschen.

Wir schreiben das Jahr 3.600.000.000 vor Christus. Unser Planet ist gerade mal eine Milliarde Jahre jung. 100 Millionen Jahre zuvor hatte sich die Erdkruste verfestigt. Aus Spalten und Rissen strömen immer noch giftige Schwefelgase, Methan und Kohlendioxid. Aus brodelnden Vulkanen ergießen sich glühend heiße Lavaströme über den jungen Planeten. Der größte Teil dieser unwirtlichen Welt ist von Wassermassen bedeckt, den Urozeanen.

Doch dann geschieht ein Wunder: Plötzlich tummeln sich in diesen Ozeanen die ersten Formen von Leben – einzellige Bakterien, die Prokaryonten. Diese simpel aufgebauten Zellen besitzen keinen Zellkern, beziehungsweise keine klar erkennbare Innenstruktur, ihre dünne Zellwand besteht nicht wie bei anderen Pflanzen aus Zellulose. Alle heute auf der Erde vorkommenden Organismen leiten sich von diesen einfachen Zellen ab. Alle – auch wir!

Das zweite Wunder war die Eroberung des Landes durch Pflanzen, die mittels Photosynthese aus dem reichlich in der Luft vorhandenen Kohlendioxid Sauerstoff produzierten. Das Leben eroberte nach dem Wasser nun auch das Land. Und schon gab es

Die ersten Lebewesen

Prokaryonten sind die erste uns bekannte Form von Leben auf der Erde. Diese sehr einfach aufgebauten Zellen besitzen keinen Zellkern und keine Organellen. Die Prokaryonten werden unterteilt in die Bakterien und die Cyanobakterien (Blaualgen). Man nimmt an, dass sich vor etwa 1,5 Milliarden Jahren aus einer bestimmten Form der Prokaryonten die Eukaryonten entwickelt haben, größere und komplexere Zellen. Sie besitzen einen Zellkern, in dem sich die Erbsubstanz (DNA) befindet, die von einer Hülle umschlossen wird. Alle Tier- und Pflanzenzellen gehören zur Gruppe der Eukaryonten. Prokaryonten, zu deren großer Familie die Cyanobakterien und damit eben auch Spirulina platensis gehören, haben die wunderbare Fähigkeit, mit Hilfe von Sonnenlicht Wasser- und Kohlendioxid-Moleküle in Kohlenhydrate aufzuspalten und dabei Sauerstoff freizusetzen. So unglaublich das zunächst klingt: Ohne diese mikroskopisch kleinen Sauerstoff-Fabriken hätte auf unserem blauen Planeten niemals Leben entstehen können. Nur ihnen haben wir es zu verdanken, dass sich Giftgasschwaden in eine lebensfreundliche Sauerstoff-Atmosphäre verwandelt haben.

Probleme. Das massive Ausbreiten der Landpflanzen führte zu einem drastischen Absinken des Kohlendioxids (heute auch als Treibhausgas bekannt). Die Temperaturen sanken, die erste Eiszeit brach heran. Doch die Natur wusste sich zu helfen: Nach der Eiszeit entwickelten sich viele Pflanzen fressende Tiere, die für ein gesundes Gleichgewicht sorgten.

Heute verdanken wir übrigens Cyanobakterien und Algen unsere Luft zum Atmen. Noch immer produzieren sie fast vier Fünftel des gesamten Sauerstoffs unserer Atmosphäre, viermal so viel wie alle Wälder und Grünflächen der Erde zusammen. Und immer noch dabei, fast unverändert – Spirulina, die kleine Mikroalge mit dem großen Gesundheitspotenzial.

Photosynthese

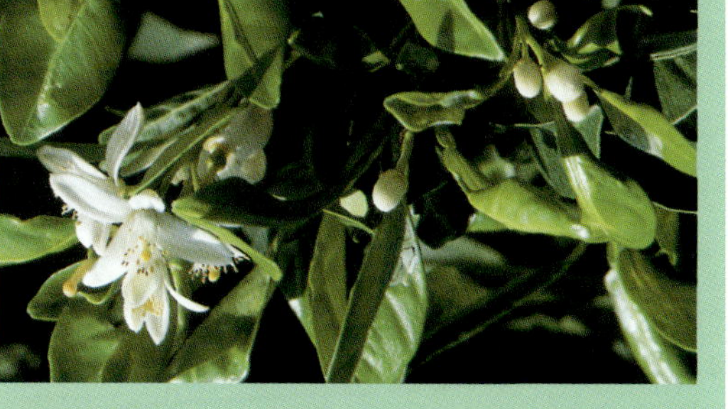

Die Photosynthese ist ein Stoffwechselvorgang in den Zellen von grünen Pflanzen, Algen und einigen Bakterien. Dabei wird im grünen Chlorophyll der Pflanzen das einfallende Sonnenlicht zunächst gespeichert. Mit Hilfe dieser Sonnenenergie können dann aus Wasser und Kohlendioxid Kohlenhydrate hergestellt werden. Als »Abfallprodukt« fällt Sauerstoff an, der an die Umgebung abgegeben wird.

Powernahrung für kluge Köpfe

Wie lange Spirulina schon auf unserem Planeten existiert, das können wir am besten begreifen, wenn wir die Geschichte unserer Erde auf einen einzigen Tag projizieren. Punkt Mitternacht entsteht mit dem Urknall die Erde. Nach vier Stunden, kurz vor Morgengrauen, erblickt Spirulina das Licht der Welt. Der Tag vergeht und erst um 22.45 Uhr tauchen die ersten Säugetiere auf. Um 23.36 Uhr, eine knappe halbe Stunde vor Mitternacht, sterben die mächtigen Dinosaurier aus. Und erst zwei Minuten vor Mitternacht, der Tag ist schon fast zu Ende, streifen die ersten Menschen im aufrechten Gang durch die afrikanische Savanne.

Wann die ersten Menschen die Sonnenkraft von Spirulina entdeckt haben, ist nicht verbürgt. Tatsache ist: In Mittelamerika nutzten die Hochkulturen der Mayas und Azteken die Spirulina-Alge als Powernahrung für Körper und Geist. In den stark salzhaltigen Brackwasserseen der mexikanischen Hochebene, auf ca. 2.000 Meter Höhe, ernteten sie den »grünen Schaum«, formten daraus kleine Kuchen und ließen sie in der Sonne trocknen – natürliche Powernahrung für über 2 Millionen Menschen.

Archäologen glauben, Beweise dafür gefunden zu haben, dass die Azteken bis zu ihrer Unterwerfung Anfang des 16. Jahrhunderts durch die Spanier regelrechte Spirulina-Farmen betrieben haben. Die reichliche Verfügbarkeit dieses hochwertigen Nahrungsmittels könnte die Voraussetzung für die hohe Bevölkerungsdichte der mexikanischen Hochtalregion gewesen sein und damit auch die Grundlage für die politische Macht der Azteken. Die Spanier legten später die »schwimmenden Gärten« trocken, um daraus Weide- und Ackerland zu gewinnen. Aus Unwissenheit vernichteten sie damit eine der natürlichsten und vitalstoffreichsten Kraftquellen.

Das kleine Kraftpaket

Spirulina platensis ist nicht nur die einweißreichste Nahrungspflanze auf unserem Planeten. Sie besitzt auch den höchsten Nährstoffgehalt pro Gramm Trockenmasse. Spirulina enthält von Natur aus die umfangreichste Kombination an Nährstoffen, die jemals in einem einzelnen Samenkorn, einer Pflanze oder einem Nahrungsmittel gefunden wurde. Ein Mensch könnte nur mit Wasser und 10 Gramm der vitalstoffreichen Mikroalge längere Zeit überleben. Denn diese 10 Gramm, gerade mal ein Esslöffel Pulver oder 25 Tabletten, decken unseren Tagesbedarf an Vitaminen, Mineralstoffen und Spurenelementen.

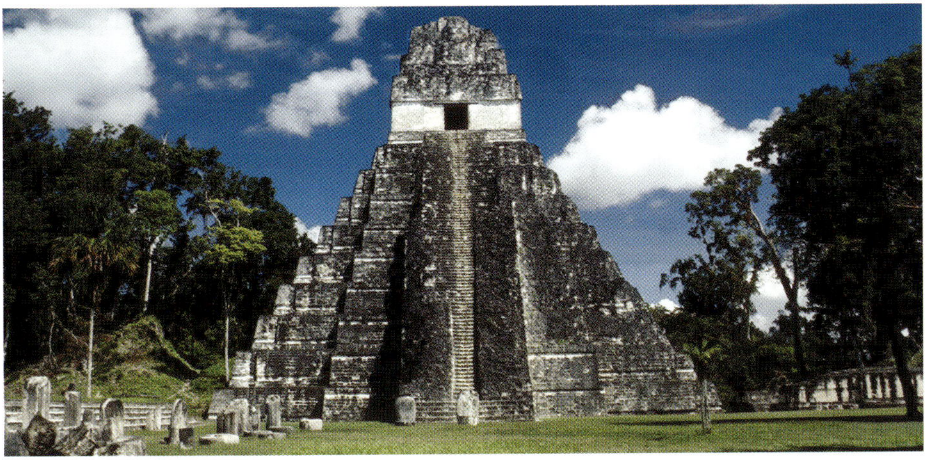

Schon die Mayas und Azteken scheinen die Kraft von Spirulina entdeckt zu haben. Maya-Bauten wie dieser Tempel in Tikal sind letzte sichtbare Zeichen ihrer hochentwickelten Kultur.

Vor rund 40 Jahren wurde Spirulina für den modernen Menschen wieder entdeckt. Der belgische Botaniker Jean Leonhard stieß bei einer Sahara-Expedition am Lake Chad auf kleine, getrocknete Küchlein – Dihe –, die auf den Märkten verkauft wurden. Die Bewohner dieser Gegend schöpften wie einst die Azteken den grünen Algenschaum mit Strohkörben aus dem See, formten daraus die Küchlein und legen sie zum Trocknen in die Sonne.

Der Wissenschaftler veröffentlichte seine Entdeckung und löste damit einen wahren Boom aus. In den USA und in Japan wurden die ersten Studien und Untersuchungen über den Nährwertgehalt von Spirulina und den Nutzen der kleinen Mikroalge für unsere Gesundheit durchgeführt – mit erstaunlichen Ergebnissen. Die natürlich sofort, Sie vermuten es sicher bereits, von Schulmedizinern und Pharmaunternehmen vehement angezweifelt wurden. Den Siegeszug der Poweralge konnten sie dennoch nicht aufhalten.

Immer mehr Menschen wollen sich nämlich bewusst gesund ernähren. Sie wollen damit Krankheiten vorbeugen und nicht wie bisher erst reagieren, wenn diese bereits ausgebrochen sind. Unser »Gesundheitssystem« ist von dieser klugen Einsicht leider noch weit entfernt. Den Schlüssel zu einem langen, glücklichen Leben halten nur Sie in der Hand. Übernehmen Sie selbst die Verantwortung für IhrLeben und geben Sie Ihren Körperzellen mit Spirulina, dem grünen Gold der Mayas und Azteken, täglich die Nährstoffe, die sie für ihre schwere Arbeit so dringend benötigen.

Immer neue Wirkungen von Spirulina entdeckt

Wissenschaftler haben in Spirulina ungewöhnliche Phytonährstoffe entdeckt. In Russland erhalten die »Kinder von Tschernobyl«, die an Strahlenkrankheiten leiden, Spirulina zur Stärkung ihres Immunsystems. Und in Japan und China raten Wissenschaftler, dem Tierfutter kleine Mengen Spirulina beizumengen, um Infektionen abzuwehren.

Die Heimat der grünen Superalge

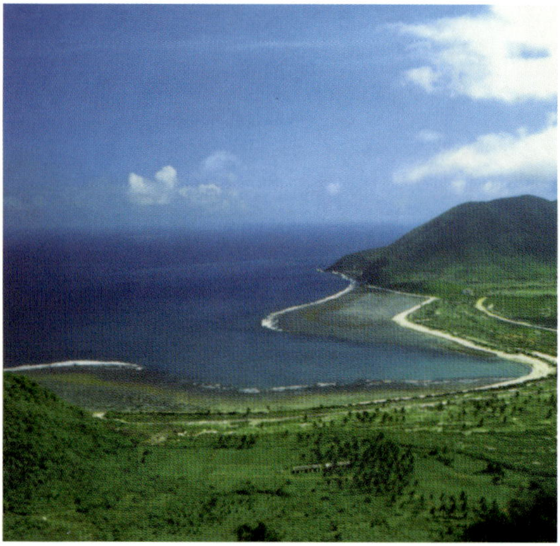

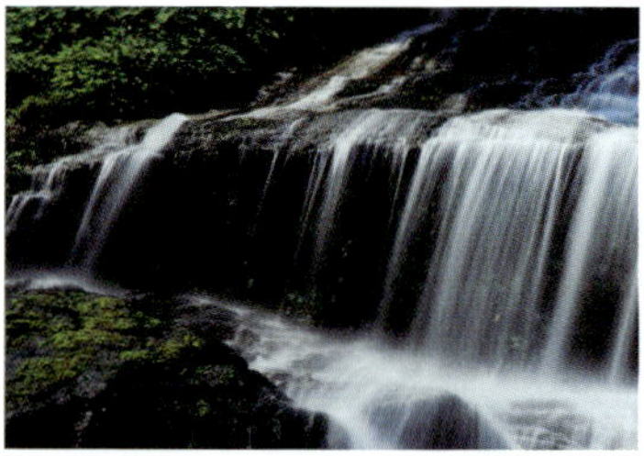

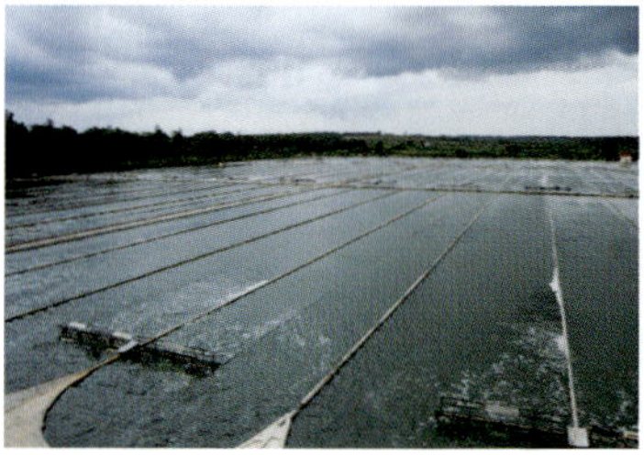

Die Spiruletten von der Simai-Farm in China sind bekannt für ihre hohe Qualität. Sauberes Quellwasser aus 125 Meter Tiefe sowie konstante Lichtverhältnisse und Temperaturen garantieren zusammen mit der schonenden Sprühtrocknung dafür, dass die wertvollen Inhaltsstoffe der Superalge erhalten bleiben.

Wenn nun immer mehr Menschen Spirulina zur Nahrungsergänzung einnehmen, woher kommen dann all diese Algen? Eine gute Frage! Jahrtausendelang, als die Umwelt noch in Ordnung war, wuchs Spirulina am liebsten in den alkalischen Seen rund um den Äquatorgürtel. Hier schien fast ständig die Sonne, in den salzhaltigen Seen herrschte eine optimale Wassertemperatur von 25 ° C bis 40 ° C, der pH-Wert des Wassers lag zwischen 8,5 und 11. Kurz, ideale Bedingungen, um prächtig gedeihen zu können.

Dann kam der Mensch. Begann, immer neue und immer giftigere Düngemittel, Pestizide, Fungizide, Herbizide und was die chemische Industrie sonst noch so hergibt, auf die Ackerböden zu kippen. Giftige Abwässer wurden in Flüsse und Seen geleitet. Resultat: Auch in den Algen lagern sich inzwischen Spuren unserer Umweltgifte ab. Nicht ohne Grund warnen immer wieder die Medien vor Algenpräparaten mit ungewisser Herkunft.

Heute wird Spirulina platensis vor allem in riesigen Farmen unter kontrollierter Aufsicht, ohne Pestizide, Konservierungsstoffe und andere chemische Helfer gezüchtet. 1.000–2.000 Tonnen Spirulina platensis werden jedes Jahr in künstlichen Teichanlagen in China, Thailand, Indien, Chile, Australien, auf Hawaii und in Kalifornien geerntet. Strenge, sorgfältige Qualitätskontrollen bürgen dafür, dass dabei die hohen internationalen Standards für natürliche Nahrungsergänzungsmittel eingehalten werden.

Schauen wir doch einmal auf einer Spirulinafarm bei der Ernte zu. Die Sonnenfarm Simai im fernen China ist bekannt für die hervorragende Qualität ihrer Algen. Die Teichanlagen werden hier aus einer 125 Meter tiefen Quelle gespeist, die fernab von jeder Zivilisation liegt. Rund um die Farm herrschen das ganze Jahr fast gleich bleibende Lichtverhältnisse und Temperaturen.

Etwa sieben Tagen braucht Spirulina, um »reif« zu werden. Geerntet wird in den frühen Morgenstunden: Zunächst trennt man mit feinen Sieben die Algen vom Wasser. Übrig bleibt eine grüne Paste, die in speziellen Trocknungsräumen in Sekundenschnelle bei niedrigen Temperaturen schonend sprühgetrocknet wird. So geht keiner der wertvollen, empfindlichen Inhaltsstoffe verloren. Das fertige Pulver wird nun kalt zu Tabletten gepresst. Damit Spirulina rundum nur Natur ist, verzichtet man darauf, die Tabletten mit einem Mantel zu umgeben, den wir von künstlichen Tabletten kennen. Aufbewahrt werden die Kraftpakete in Dosen oder dunklen Gläsern, die sie vor Licht schützen und damit länger haltbar machen.

Zur gesunden Nahrungsergänzung reichen dreimal täglich zwei Spiruletten. Bei hoher seelischer oder körperlicher Belastung oder wenn Grippewellen übers Land rollen, kann man die Dosis problemlos um das Drei- bis Vierfache erhöhen. Denn – Sie wissen es bereits – Spirulina ist kein Arzneimittel, sondern natürliche Sonnen-Energie-Nahrung ganz ohne Nebenwirkungen.

AFA-Algen und Spirulina

Ins Zielfeuer kritischer Journalisten gerät immer mehr die AFA-Alge, lat. Aphanizomenon Flos-Aquae, eine wildwachsende Süßwasseralge, die im Klamath-See des US-Bundesstaats Oregon wächst. Neueren Untersuchungen zur Folge soll diese Algengattung oftmals mit Microcystin, einem Lebergift, belastet sein.
Wie Spirulina gehört die AFA-Alge zur großen Familie der Cyanobakterien, den Blaugrünalgen. Doch die Verwandtschaft von Spirulina und AFA-Alge ist so groß wie die von Kirschen und Nektarinen – beides Obst, ja sogar Kernobst, und doch ganz verschieden in Nährwert, Aussehen und Geschmack.

Qualitätsmerkmale von Spirulina

Hochwertige Spirulinaprodukte stammen von Farmen, die mit klarem, reinen Quellwasser aus mindestens 100 Metern Tiefe gespeist werden. Das Wasser der Zuchtteiche darf keinerlei Pestizide, Herbizide oder andere chemische Zusätze enthalten. Der Zeitraum zwischen Ernte und schonender Verarbeitung sollte möglichst kurz sein. Und vor allem: Jeder einzelne Verfahrensschritt muss von strengen, sorgfältigen Qualitätskontrollen begleitet werden. In Deutschland gibt es zu diesem Zweck sogar akkreditierte unabhängige Prüflabors, die zusätzlich jede importierte Lieferung kontrollieren. Damit wird ausgeschlossen, dass Spirulina – im Gegensatz zu anderen Algenprodukten – mit belasteten Stoffen »verunreinigt« ist. Übrigens: Je dunkler das Grün der Spiruletten, desto höher ihre Qualität.

Inhaltsstoffe von Spirulina

Essenzielle Aminosäuren (%)	
Isoleucin	5,2
Leucin	9,5
Lysin	5,2
Methionin	1,3
Phenylalanin	5,1
Threonin	5,7
Tryptophan	2,5
Valin	6,0

Nichtessenzielle Aminosäuren (%)	
Alanin	8,9
Arginin	7,1
Aspartinsäure	7,8
Cystin	0,3
Glutaminsäure	9,8
Glycin	6,1
Histidin	1,7
Prolin	4,4
Serin	6,2
Tyrosin	4,3

Essenzielle Fettsäuren (%)	
Linolsäure gesamt	21
davon Gamma-Linolensäure	21,4

Pflanzenfarbstoffe (mg/kg)	
Carotinoide (orange)	4.170
Phycocyanin (blau)	18.000
Chlorophyll (grün)	20.400

Die Analyse, durchgeführt vom Leipziger Sachverständigen Dr. Gerhard Wichmann, zeigt nur Durchschnittswerte, da Spirulina als Naturprodukt Schwankungen unterliegt.

Vitamine (mg/kg)	
Provitamin A (Beta-Karotin)	1.800
Vitamin E	2.100
Vitamin B1	0,1
Vitamin B2	0,5
Vitamin B3	148
Vitamin B5	409
Vitamin B6	3,3
Vitamin B12	0,79
Folsäure	1,75
Biotin	1,32

Mineralstoffe (mg/kg)	
Kalzium	4.300
Magnesium	3.500
Kalium	9.200
Eisen	700
Phosphor	8.200
Natrium	7.200
Zink	32
Kupfer	7,5
Mangan	40
Chrom	1,5
Selen	< 1
Germanium	6

Nukleinsäuren (mg/kg)	
RNS (Ribonukleinsäure)	2,8
DNS (Desoxiribonukleinsäure)	1

Natur oder Chemie – was will unser Körper?

Ein guter Mensch ist der Freund alles Lebendigen.

Mahatma Gandhi

Nahrungsergänzungsmittel – der Name verrät es schon – sollen das Defizit an Vitalstoffen in unserer täglichen Nahrung ausgleichen. Und die riesengroße Palette der ernährungsbedingten Zivilisationskrankheiten zeigt uns, dass dies wichtiger denn je ist. So ist es nicht weiter verwunderlich, dass sich in den Regalen von Apotheken, Drogeriemärkten und Reformhäusern ein verwirrendes Sammelsurium von Vitaminkomplexen, Mineralstofftabletten und unzähligen anderen Nahrungsergänzungsprodukten findet.

Verschwiegen wird jedoch eine ganz entscheidende Tatsache: Die meisten dieser Präparate haben nicht die geringste Ähnlichkeit mit natürlicher Nahrung. Sie stammen nicht aus dem Garten von Mutter Natur, sondern aus den Alchimistenküchen der Pharmaunternehmen. In diesen Labors werden Vitamine und Mineralstoffe entweder synthetisch produziert oder auf chemischem Weg aus natürlichen Quellen isoliert. Hier liegt aber der Denkfehler und das Problem: Künstlich gewonnene Vitalstoffe, die nicht mehr ihre natürliche Form haben, kann unser Körper nur zu einem geringen Teil verwerten. Den Rest scheiden wir wieder aus. Ein, mit Verlaub, teures Pinkeln!

Mutter Natur hat nämlich schon vor langer Zeit beschlossen, dass unser Organismus nur dann Vitamine, Mineralstoffe und Spurenelemente richtig aufnehmen und verwerten kann, wenn sie in einer ausgefeilten Kombination mit Proteinen, Kohlenhydraten und Lipiden (Fettsäuren) gebunden sind. Nur in dieser Form kann unser Körper sie als Nahrung erkennen und aufnehmen.

Künstliche oder natürliche Vitalstoffe?

Der Griff zu chemischen Multi-Vitamin-Präparaten verspricht uns rasche Hilfe bei Mangelerscheinungen. Aber künstliche Nährstoffprodukte orientieren sich nicht am Bauplan der Natur, sondern entstehen im Reagenzglas eines Vitaminherstellers. Und damit sind sie für uns schlicht ungeeignet. Denn auch der Mensch ist ein Teil der Natur – unsere Zellen wollen natürlich ernährt werden. Eine New Yorker Studie hat das kürzlich deutlich gezeigt. Getestet wurden 250 Multi-Vitamin-Präparate, die mit Spirulina in Wettstreit traten.

Ergebnis: Spirulina platensis mit ihrem reichen Spektrum an leicht verdaulichen Nahrungsmolekülen ist allen 250 getesteten Präparaten in der Bio-Verfügbarkeit weit überlegen. Das heißt, es gibt kein im Labor hergestelltes Nahrungsergänzungsmittel, das ebenso wertvoll für unseren Organismus ist wie Spirulina.

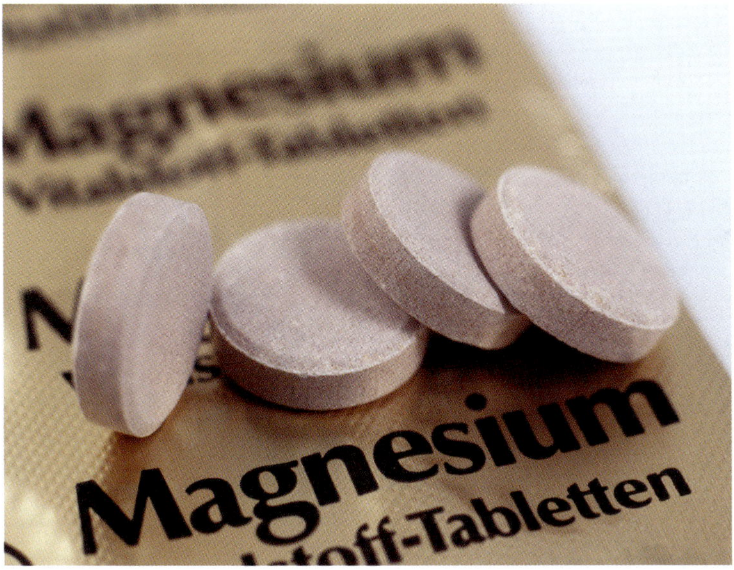

Viele der handelsüblichen Nahrungsergänzungsmittel sehen schön bunt aus und schmecken womöglich auch noch lecker. Die versprochenen, chemisch hergestellten Wirkstoffe kann unser Körper aber leider allenfalls zu einem sehr geringen Teil aufnehmen.

Bis zum heutigen Tag hat es noch kein Labor auf der Welt geschafft, diese von der Natur vorgegebene komplexe Anordnung von Vitalstoffen zu kopieren. Vitamine und Mineralien sind zwar auch in den teuren, chemischen Tabletten und bunten Kapseln – aber unser Körper kriegt sie nur zum Teil heraus. Weil die richtige Anordnung der Substanzen, die für die Aufnahme so elementar wichtig ist, fehlt. Pech gehabt!

Es ist für unsere vitalstoff-hungrigen Körperzellen ein riesiger Unterschied, in welcher Form, also in welchem biochemischen Verbund, die Nährstoffe angeboten werden. Genau hier kommt die kleine Super-Alge wieder ins Spiel. Spirulina enthält alle komplett natürlichen Nährstoffkomplexe so wie Mutter Natur das gewollt hat. Weder chemische Synthese, noch Gentechnik oder Bestrahlung verfälschen die Natürlichkeit. Und das ist auch gut so!

Ein unschlagbares Team

Vitamine und Mineralien allein richten wenig aus. Zusammen sind sie jedoch ein unschlagbares Team. Ein Beispiel: Bei Blutarmut verschreibt Ihnen der Arzt ein Eisenpräparat, um den Mangel zu beheben. Aber – unser Körper kann Eisen allein fast nicht aufnehmen. In Kombination mit Vitamin C funktioniert die Aufnahme jedoch prima.

Der Mensch unter der Lupe

Haben Sie heute schon in den Spiegel geschaut? Bestimmt, oder? Und, was haben Sie gesehen? »Komische Frage«, werden Sie jetzt vielleicht denken. Na gut, Sie haben Recht. Natürlich haben Sie sich gesehen, Ihr Gesicht, Ihren Körper, einige Fältchen vielleicht und ein wenig »Urlaubsspeck«.

Die Zelle – ein Wunderwerk der Natur

Jede Zelle mit Ausnahme der roten Blutkörperchen enthält einen Zellkern, in dem unser Erbgut in Form langer, fadenförmiger Moleküle, der DNS, liegt. Der Zellkern wird von einer Membran umschlossen, die nicht nur eine Schutzhülle ist, sondern auch gewissermaßen »denken« muss. Sauerstoff, Nährstoffe und Hormone lässt die Membran in die Zelle eindringen, Schadstoffe hält sie vom Zellkern fern. Mitochondrien sind die Kraftwerke unserer Zellen, Organellen, deren Aufgabe die Produktion von Energie ist. Ribosomen, weitere Zellorganellen, sind für die Eiweißsynthese zuständig. Der Golgi-Apparat »verpackt« Moleküle für den Transport in andere Zellen, er ist sozusagen das Transportsystem. In den Lysosomen werden die von der Zelle aufgenommenen Stoffe verdaut. Unsere 70 Billionen Körperzellen sind zu vielen hundert Zelltypen mit unterschiedlichen Aufgaben zusammen gefasst wie Nervenzellen, Knochenzellen, Bindegewebszellen, Blutzellen, Muskelzellen und Sinneszellen.

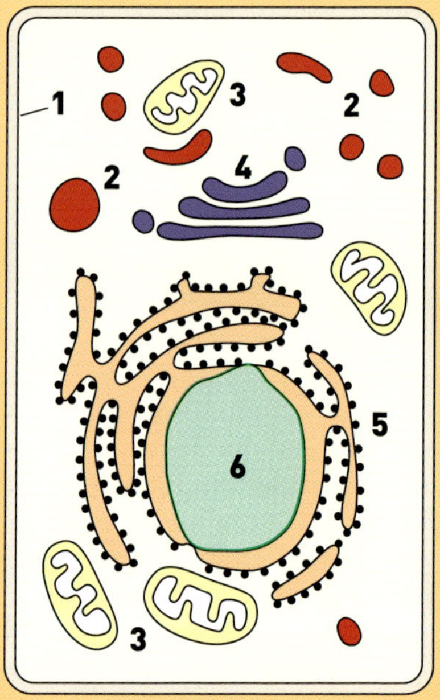

1 Zellmembran mit Rezeptoren
2 Lysosomen
3 Mitochondrien
4 Golgi-Apparat
5 Endoplasmatisches Retikulum mit Ribosomen
6 Zellkern mit Kernmembran

Stellen Sie sich aber doch mal vor, Sie könnten unter Ihre Haut schauen. Was würden Sie dann sehen? Nun – Sie würden Ihre 215 Knochen sehen, Ihre 650 Muskeln, Ihre 5 bis 7 Liter Blut und all Ihre Organe. Und wenn Sie jetzt noch etwas genauer hinsehen würden, dann würden Sie erkennen, dass die Knochen, Muskeln, Organe, Nerven, ja selbst das Blut aus Billionen klitzekleiner Bausteine zusammengesetzt sind – aus Zellen, den kleinsten Einheiten des Lebens. Ungefähr 70 Billionen dieser Zellen – das sind Sie.

Schaut man sich eine einzelne Zelle an, muss man einfach von einem kleinen Wunder sprechen. Ohne Hilfe eines Elektronenmikroskops kann man sie überhaupt nicht sehen, denn eine Körperzelle ist gerade mal 25 Mikrometer »groß«, das heißt, so groß wie ein Meter, geteilt durch 25 Millionen. Und doch besteht jede einzelne Körperzelle aus über einer halben Million Einzelteile, die alle perfekt zusammen arbeiten.

Zu Beginn seines Lebens besteht jeder Mensch nur aus einer Eizelle, die von einer Samenzelle befruchtet ist. Doch schon kurz danach setzt die Zellteilung ein, der Mensch beginnt zu wachsen. In nur 40 Wochen entwickelt sich durch lawinenartige Zellverdopplungsvorgänge aus der mikroskopisch kleinen Eizelle ein Baby. Bei seiner Geburt wiegt es im Durchschnitt etwa 3.000 Gramm und misst rund 50 Zentimeter.

Alles Leben kommt also aus der Zelle. Hier wird die Lebensenergie produziert, die unser Körper für seine unzähligen Funktionen braucht. Zur Erzeugung der Energie wird außerdem Sauerstoff benötigt, den wir über die Lunge einatmen. Das Blut und die Blutgefäße transportieren – angetrieben von unserem Herz – den Sauerstoff zu den einzelnen Zellen. Alle anderen Rohstoffe, die unser Körper zur Energieherstellung und zum Reparieren kaputter Zellen braucht, bezieht er durch die Verdauung der ihm zugeführten Nährstoffe. Darüber erfahren Sie im Laufe dieses Kapitels noch jede Menge spannende Details. Gleichzeitig werden Sie erkennen, wie unendlich wichtig für unsere Gesundheit und unser Wohlbefinden eine Nahrung ist, die alle Nährstoffe in einer für den Köper »verdaulichen« Form enthält.

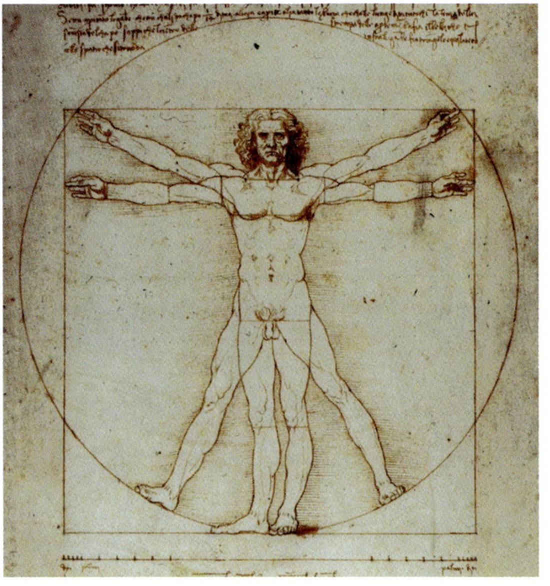

Leonardo da Vincis Proportionsstudie steht als Symbol für die Perfektion des menschlichen Körpers. Da Vinci war der erste, der den Menschen in vielerlei Hinsicht unter die Lupe nahm. Von Zellen wusste er freilich noch nichts.

Das bunte Treiben in der Zelle

In einer einzigen Zelle finden täglich mehr chemische Reaktionen statt als in allen Chemiefabriken der Welt zusammen. Das Treiben in jeder Zelle ist so unglaublich, dass es für Laien nur schwer zu verstehen ist. Unsere Körperzellen führen innerhalb von 24 Stunden Quadrillionen verschiedener Prozesse gleichzeitig durch. Nicht zehn Aufgaben, nicht Millionen, nicht Milliarden und auch nicht Trillionen – nein, Quadrillionen. Unglaublich, nicht wahr?

Bei diesem ganzen Wust an Arbeit muss sich jede einzelne Zelle auch noch ständig erneuern. Kaum eine unserer Körperzellen ist älter als vier Monate. All unsere 70 Billionen Zellen befinden sich in einem permanenten Aufbau, Umbau und Abbau. Jeden Tag sterben rund 24 Milliarden Zellen ab. Die gleiche Zahl bildet sich neu und reiht sich reibungslos in den Körper ein, um an der richtigen Stelle mit ihrer Arbeit zu beginnen. So werden die Zellen der Magenschleimhaut alle zwei bis neun Tage durch neue ersetzt, die einer Leber alle 20 bis 200 Tage, unsere Haut erneuert sich einmal pro Monat. Dennoch sind Zellen nicht beliebig oft reproduzierbar. Jede neue Zelle ist quasi eine »Fotokopie« der vorangegangenen. Von dieser Kopie erstellt der Körper zu gegebener Zeit wieder eine Kopie und so weiter. Nach Abertausenden von Kopien ist die Zelle dann wie bei einer Fotokopie »blasser« als das ursprüngliche Original, die Funktionsfähigkeit der Zelle wird schwächer.

Damit unsere Zellen diese Mammutleistung jeden Tag über viele Jahrzehnte hinweg vollbringen können, benötigen

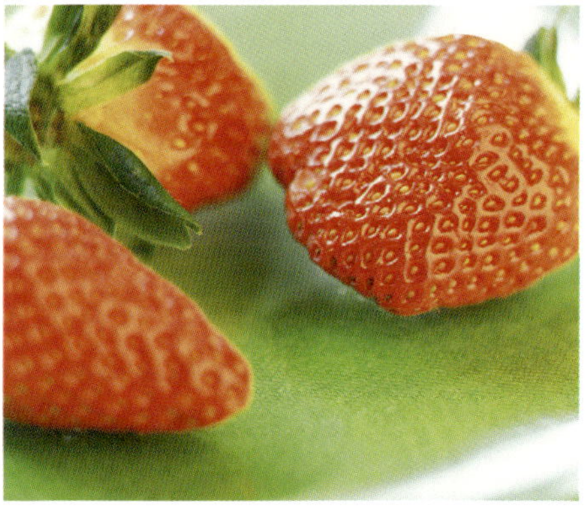

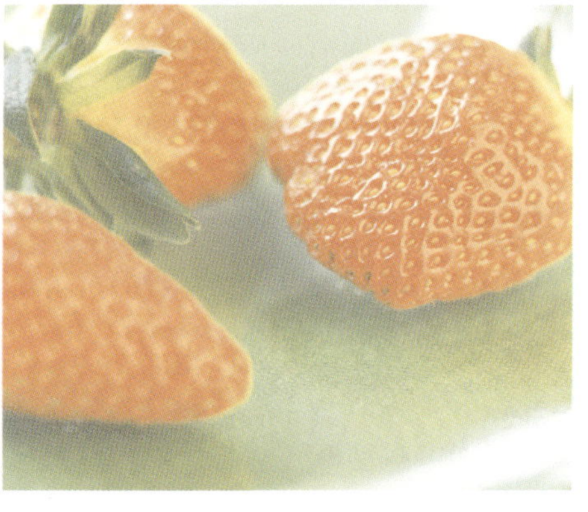

Wie bei dieser Kopie verblasst auch eine Zelle bei jeder ihrer täglichen Reproduktionen. Um ihre Funktionsfähigkeit aufrecht zu erhalten und nicht vorzeitig zu altern oder zu erkranken, sollte man den Zellen so viele Vitalstoffe wie nur möglich garantieren.

sie eine Fülle von Nährstoffen. Unsere 70 Billionen Körperzellen haben nämlich einen beinahe unstillbaren Hunger auf sämtliche Vitalstoffe wie Vitamine, Mineralien, Eiweiß, Fettsäuren etc. – und dies täglich. Denn unsere Zellen brauchen täglich, was sie täglich verbrauchen!

Fehlt nur ein einziges Vitamin oder Spurenelement oder ist es nur noch in Bruchteilen vorhanden, dann können bestimmte Prozesse in den Zellen nicht mehr stattfinden. Das Chaos ist vorprogrammiert. Unsere Zellen können zwar noch eine ganze Zeit lang weiterarbeiten, aber nur mit gedrosselter Leistung. Dauert der Nährstoffmangel länger an, hat dies fatale Folgen. Schon heute weiß man, dass über 50 Zivilisationskrankheiten wie zum Beispiel Herzinfarkt oder Krebs auch auf eine Unterversorgung der Körperzellen mit Vitalstoffen zurückzuführen sind. Und vergessen Sie nicht: Bereits in der Kindheit nehmen Vitalstoffe Einfluss auf das Entstehen und den Verlauf von späteren Krankheiten.

Und genau an dieser Stelle liegt das Problem. Einerseits muss unser Körper all die Schadstoffe, die ihn belasten und schädigen, wieder loswerden, andererseits fehlen ihm für seine Arbeit aber die so elementar wichtigen Nährstoffe, die nur in unbehandelten Lebensmitteln zu finden sind. Denaturierte Nahrungsmittel, eine ungesunde Lebensweise, Genussgifte, Medikamentenmissbrauch, Luftverschmutzung und zu viel körperlicher und seelischer Stress fressen erbarmungslos Eiweiß, Vitamine und Spurenelemente aus den Zellen.

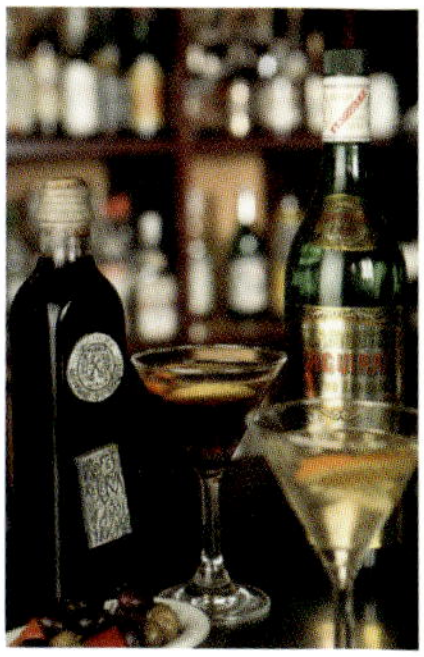

Sie haben Recht: Ein Gläschen in Ehren kann niemand verwehren! Wenn aus einem Gläschen aber regelmäßig drei oder vier werden, raubt uns das nicht nur hin und wieder den Verstand, sondern auch noch die Vitalstoffe aus den Zellen.

Wie alt sind Sie?

Unser biologisches Alter hat nur bedingt mit unserem tatsächlichen Lebensalter, dem biografischen Alter, zu tun. Letzteres hängt entscheidend von der Funktionstätigkeit unserer Zellen und der Qualität ihres Stoffwechsels ab. Zellen altern vorzeitig, wenn sie nicht ausreichend mit Eiweiß, Kohlenhydraten, Fettsäuren und mit den lebenswichtigen Vitalstoffen – Vitaminen, Mineralstoffen und Spurenelementen – gefüttert werden, die wir unserem Köper über die tägliche Nahrung zuführen müssen. Äußerlich sehen wir die Spuren des Alterns an der Haut. Was wir aber vergessen: Jedes Fältchen ist gleichzeitig ein Zeichen für unzählige Alterserscheinungen in unserem Körper.

Stopp! Ihren Ausweis bitte!

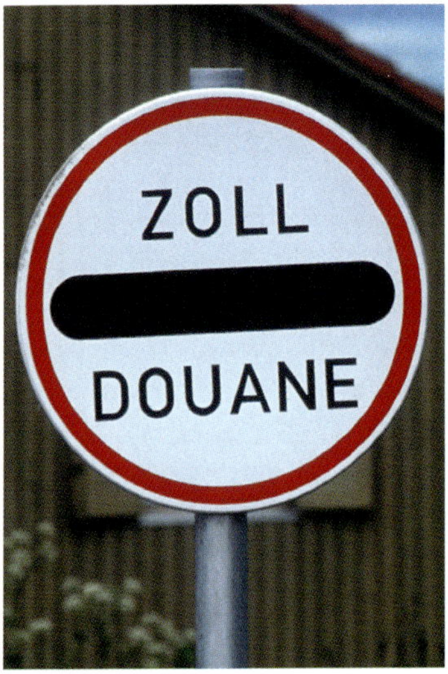

Wie Menschen an einer Staatsgrenze müssen sich die Vitalstoffe erst einmal ausweisen, bevor sie ins Zellinnere gelangen können.

Die lebensnotwendigen Vitalstoffe holen sich unsere Körperzellen aus dem Blut. Da aber längst nicht jede Substanz in jede Zelle hinein darf, haben alle Zellen eine Art »Grenze«. Hier müssen sich die Vitalstoffe und Hormone erst einmal »ausweisen«, bevor sie eintreten dürfen. Diese Grenze heißt in der Fachsprache »Zellmembran«. Diese ölig-feuchte Schicht ist gespickt mit Rezeptoren, an denen die Vitalstoffe andocken können wie Raumschiffe an einer Raumstation. An den Rezeptoren erwarten sie dann kleine Begleiter, die Trägerproteine, die die Vitalstoffe ins Zellinnere schleusen.

Aber zurück zu der Tatsache, dass die Zellmembran »denken« muss, um den richtigen Vitalstoffen Einlass in die entsprechenden Zellen gewährleisten zu können. Wie funktioniert diese Meisterleistung genau? Stellen wir uns einmal vor, die Rezeptoren auf der Zellmembran, der »Grenze«, seien Zöllner. Jeder Zöllner hat sich das Erscheinungsbild einer Substanz, z. B. eines bestimmten Vitamins, eingeprägt. Kommt dieses Vitamin nun vorbei und will hinein, checkt der Zöllner zunächst einmal die Identität dieses Vitamins. Man kann es sich wirklich so vorstellen wie einen Zöllner an der Grenze, der sagt: »Guten Tag, Ihren Ausweis bitte.« Stimmen die Daten, öffnet der Zöllner ein kleines Türchen und lässt das Vitamin in Begleitung seines Trägerproteins in das Zellinnere eintreten.

Problematisch wird es allerdings dann, wenn die Zöllner über längere Zeit arbeitslos sind, das heißt, allzu lange zu wenig Vitalstoffe in die Zellen

Wie erkennt man Mangelernährung?

Eine Mangelversorgung mit Vitalstoffen zeigt sich leider oft sehr spät. Erste Anzeichen sind Störungen des Allgemeinbefindens über einen längeren Zeitraum hinweg, Müdigkeit und Antriebsschwäche. Außerdem ist man anfälliger für Infektionskrankheiten, kann sich schlechter konzentrieren, ist oft niedergeschlagen und schlecht gelaunt. Die Haut wird fahler, die Fingernägel oft brüchig und die Mundwinkel reißen leicht ein.

gelangen wollen – was bei Fehlernährung ständig der Fall ist. Dann nämlich gehen die Zöllner langsam, aber sicher in Rente. Und mit ihnen ein Teil der Trägerproteine, die ja nun auch arbeitslos geworden sind. Dies alles vollzieht sich nach dem natürlichen Prinzip, dass alles, was nicht unablässig benötigt und beansprucht wird, verkümmert oder abstirbt.

So kann es also sein, dass plötzlich nur noch ein Viertel der Zöllner, also Rezeptoren, für ein Vitamin oder eine spezielle Aminosäure zur Verfügung steht. Selbst wenn später nun wieder ausreichend Vitalstoffe vorhanden wären und in die Zellen gelangen wollten, können sie zunächst nur noch begrenzt von den Zellen aufgenommen werden. Folge: Die Zellen sind unterversorgt und drosseln ihre Leistung. Das betrifft nicht nur einzelne Zellen – Mangelernährung schädigt alle 70 Billionen Körperzellen.

Besser ist es also, die Zöllner erst gar nicht in Rente gehen zu lassen. Eine regelmäßige Versorgung mit Vitalstoffen gewährleistet, dass Ihre Zellen Tag und Nacht optimal arbeiten können. Denn über viele Krankheiten und Ihr seelisches Wohlbefinden wird nur auf Ebene der Zellen entschieden – nirgendwo anders! Nicht der Mensch wird krank, sondern seine Körperzellen. Bevor es Ihnen als Mensch im Ganzen gut geht, müssen Ihre einzelnen Körperzellen gesund und munter sein.

Die Zellmembran

Jede Zelle wird von einer Hülle, der Zellmembran, dicht umschossen. Sie ist allerdings nicht luftundurchlässig wie z. B. eine Plastiktüte, denn sonst würden unsere Zellen keinen Sauerstoff erhalten und sterben. Außerdem könnten die lebenswichtigen Vitalstoffe nicht ins Zellinnere gelangen und auch nichts die Zelle verlassen. Dies ist aber wichtig, weil in jeder Zelle Stoffe hergestellt werden, die an anderen Stellen im Körper ihre Wirksamkeit entfalten müssen. Es findet also ein permanenter Import und Export statt.

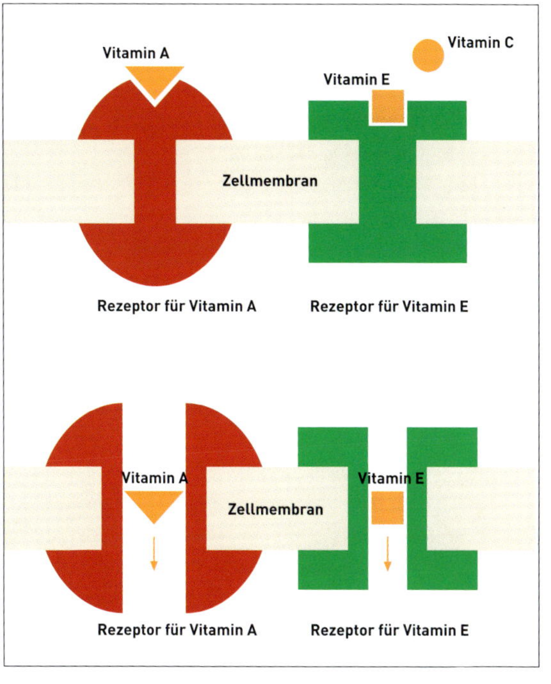

Alle Stoffe, die in eine Zelle hinein wollen, werden zunächst von einem Rezeptor empfangen und genau geprüft, bevor sie ins Innere gelangen.

Unser Immunsystem

Passen Sie auf Ihre Wertsachen auf? Selbstverständlich, werden Sie jetzt sagen. Jeder versucht, Dinge, die für ihn wichtig sind, vor Zerstörung und Diebstahl zu schützen. Genau das will auch unser Körper. Nachdem Sie nun wissen, welche Schätze in unseren Zellen vorhanden sind, können Sie sich sicher gut vorstellen, dass diese Schätze auch Langfinger anziehen, die sich an den Zellen bereichern wollen. Bakterien, Viren, Pilze, Parasiten – die Liste der Angreifer ist groß.

Unser Immunsystem ist die einzige Waffe unseres Körpers gegen all diese Feinde unserer Gesundheit. Wussten Sie, dass sich auf zweieinhalb Quadratzentimetern frisch gewaschener Haut über eine Millionen Bakterien drängeln? Ohne ein starkes Immunsystem würden sich die Mikroorganismen auf und in unserem Körper mit unvorstellbarer Geschwindigkeit vermehren. Doch unser körpereigenes Abwehrsystem hält diese mikroskopisch kleinen Räuber in Schach. Abhängig von der Art des Eindringlings setzt das Immunsystem spezielle »Waffen«, die Antikörper, ein. Mehr als 100 Milliarden verschiedener Antikörper gibt es – maßgeschneidert auf die jeweiligen Bakterien, Viren und andere Angreifer.

Wer in unseren Körper eindringen will, muss zunächst einmal einen natürlichen Schutzwall, unsere Haut, durchbrechen. Und die Haut ist ein raffiniertes, schwer zu knackendes Sicherheitssystem – wenn sie gesund ist. Da ist zunächst die Talgschicht auf unserer Haut. Sie wird in den Talgdrüsen aus einer Mischung aus Wachs und Fettsäuren gebildet und schützt wie eine Isolationsschicht den Körper vor Feuchtigkeit und Kälte. Talg ist außerdem eine tödliche Substanz für verschiedene schädliche Bakterien.

Unser Immunsystem

Das Immunsystem besteht aus einer Ansammlung von Zellen und Eiweißen, die unseren Körper vor gefährlichen Mikroorganismen wie Bakterien, Viren, Pilzen und Parasiten schützen sollen. Jeder Mensch hat ein angeborenes und ein erworbenes Immunsystem. Zum angeborenen Immunsystem gehören die Haut, die für viele Krankheitserreger eine unüberwindliche Barriere bildet sowie die weißen Blutkörperchen, die Leukozyten. Sie setzen sich aus verschiedenen Zellrassen zusammen, von denen jede eine bestimmte Aufgabe im Abwehrsystem des Körpers übernimmt. Die im Lauf eines Lebens erworbene Immunität ist bis heute erst teilweise erforscht. Fest steht bisher, dass so genannte Lymphozyten Antikörper produzieren, die im Blut zirkulieren und Infektionserreger angreifen. Bestimmte Lymphozyten, die Gedächtniszellen, können sich die Struktur von Infektionserregern merken. Sobald solche Erreger erneut in den Körper eindringen, werden sie zerstört. Daher kann man an bestimmten Infektionen nur einmal, meist in der Kindheit, erkranken. Dieses Prinzip macht sich auch die Immunisierung durch Impfung zunutze. Dabei werden dem Körper auf künstlichem Weg bestimmte Infektionserreger zugeführt.

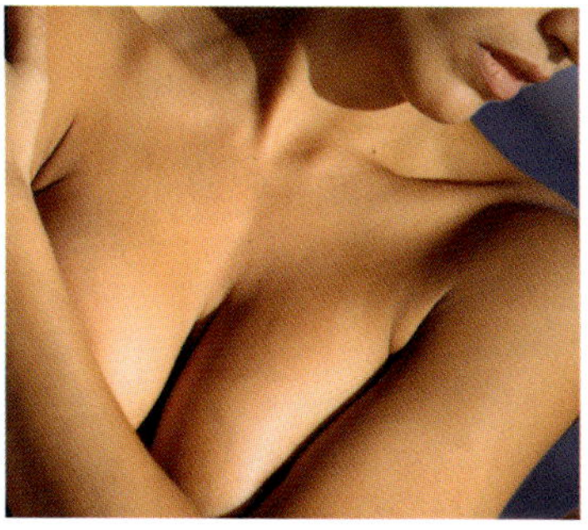

Eine gesunde Haut ist nicht nur schön anzusehen, sondern dient auch als Schutzwall.

Auf der Haut wohnen aber auch Abermillionen von »nützlichen« Bakterien, deren Aufgabe es ist, schädlichen Mikroorganismen den Zugang in unsere Körperzellen zu versperren. Diese Bakterien bauen zudem überschüssigen Talg ab. Dabei fallen Fettsäuren an, die den pH-Wert der Haut senken. Der dabei entstehende Säuremantel unserer Haut schreckt wiederum »feindliche« Bakterien ab. Ist es nicht unglaublich schlau, wie Mutter Natur uns schützt?

Wenn es Mikroorganismen dennoch gelingt, durch kleine Hautverletzungen oder über die Schleimhäute in unseren Körper zu gelangen, dann beginnt dort eine wilde Jagd auf die Eindringlinge. In unserem Blut patrouilliert eine wehrhafte Armee von weißen Blutkörperchen, die bereit ist, unsere Körperzellen bis auf den Tod zu verteidigen. Diese Armee ist ein Team von Spezialisten: Während die eine Hälfte mit dem Blut im ganzen Körper Wache schiebt, überwacht die andere das Gewebe.

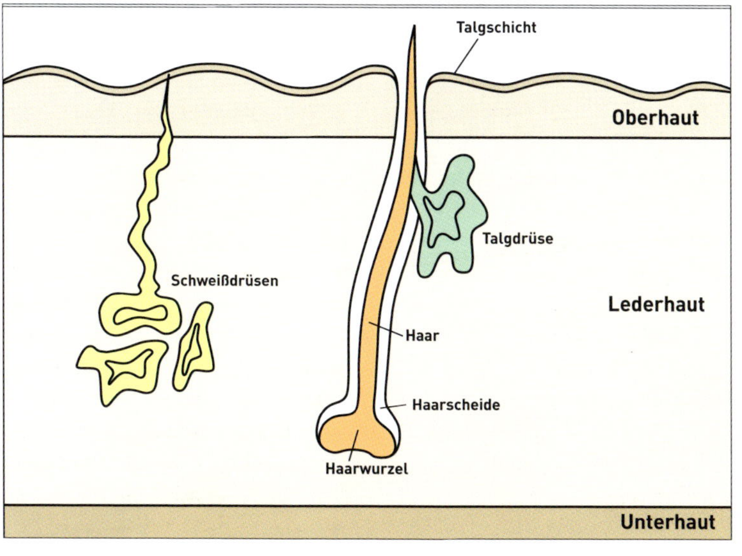

Die Haut besteht aus unzähligen Schichten, die von angreifenden Mikroorganismen erst einmal passiert werden müssen, wenn sie in unseren Körper hinein wollen.

Der Kampf ums Überleben

Sobald Viren, Bakterien, Pilze und Parasiten als feindliche Eindringlinge erkannt worden sind, werden sie von speziellen weißen Blutkörperchen, den Fresszellen, umschlossen und gefressen. Danach nehmen die Fresszellen bestimmte Merkmale des Eindringlings an und geben diese Merkmale an die Gedächtniszellen weiter. Eine Abteilung der Lymphozyten, die Geheimarmee unseres Abwehrsystems, nimmt nicht direkt am Kampfgeschehen teil. Sie bilden Antikörper, um die Eindringlinge schachmatt zu setzen. Jeder Antikörper kann zwei Viren festhalten und zu Ketten zusammenklumpen, die dann auf einen Schwapp von nur einer Fresszellen unschädlich gemacht werden.

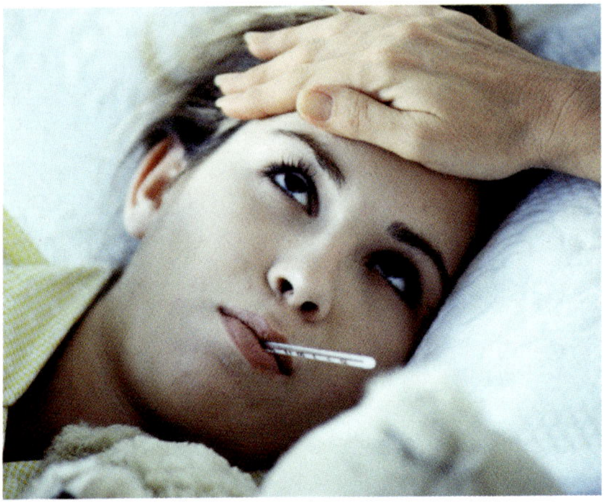

Fieber ist ein sicheres Zeichen dafür, dass im Körper gerade eine heiße Abwehrschlacht zwischen den weißen Blutkörperchen und körperfremden Viren stattfindet.

Doch wie erkennen die weißen Blutkörperchen (Leukozyten) den Unterschied zwischen Freund und Feind? Warum vernichten sie sich nicht gegenseitig? Ganz einfach. Die körpereigenen Zellen haben Hüllen, deren Muster und Farbe den Leukozyten bekannt ist. Eindringende Mikroorganismen tragen jedoch andere »Mäntel« und können damit als Fremdling geoutet werden. Nun folgt ein weiterer erstaunlicher Schachzug von Mutter Natur. Einige Lymphozyten merken sich das Aussehen des Eindringlings. Versuchen nun Verwandte dieses Virus Monate später einen erneuten Angriff, dann werden sie blitzschnell erkannt und wirkungsvoll bekämpft.

Die heiße Abwehrschlacht der weißen Blutkörperchen

Stellen wir uns einmal bildhaft vor, wie so ein Angriff auf unseren Körper abläuft. Nehmen wir an, in Ihrer nächsten Umgebung hat ein Kind Windpocken. Die Erreger dieser höchst ansteckenden Infektionskrankheit – eine Art Herpes-Viren – werden durch die Luft übertragen. Sie atmen diese Viren ein und schon ist es passiert. Sie haben sich angesteckt, die Abwehrschlacht kann beginnen.

Zunächst alarmieren bestimmte Botenstoffe unsere Immunzellen. Sobald unsere körpereigene Abwehrarmee die Windpockenviren entdeckt hat, setzt sie Fresszellen sowie Antikörper ein, die Wunderwaffe der Lymphozyten. Die Lymphozyten klonen sich blitzschnell zu neuen Zellen und beginnen mit der Großproduktion von Antikörpern. In wenigen Tagen kann sich ein einziges Lymphozyt zu Hunderten von Plasmazellen klonen. Und jede dieser Plasmazellen produziert in atemberaubendem Tempo Antikörper, pro Sekunde etwa 2.000! Das sind in einer Minute bereits über 120.000 Antikörper.

Die von Antikörpern festgehaltenen Viren sind nun eine leichte Beute für die herbeieilenden Fresszellen. Da die weißen Blutkörperchen, die Leukozyten, relativ kurzlebig sind, finden sich bei einem gesunden Menschen nur wenige davon im Blut. Bei Gefahr wird die Produktion neuer Leukozyten mit Volldampf vorangetrieben. Dadurch entsteht Fieber, ein sicheres Zeichen für die hitzige Abwehrschlacht. Gleichzeitig erweitern sich die Blutgefäße, damit die Durchblutung verstärkt wird und möglichst viele Leukozyten zum Kampfplatz herangeschafft werden können. Der Körper mobilisiert alle ihm zur Verfügung stehenden Kräfte für diese Abwehrschlacht. Deshalb fühlen wir uns schlapp und müde.

Schon während dieser Abwehrschlacht treten die so genannten Gedächtniszellen in Aktion, die im Gegensatz zu den übrigen weißen Blutkörperchen bis zu 20 Jahre alt werden. Sie merken sich das Virus genau, produzieren die entspechenden Antikörper und sind ab sofort darauf programmiert, das Virus zu zerstören. Nach einer überstandenen Windpockenattacke werden wir deshalb nie wieder an Windpocken erkranken. Diesen Vorgang nennt der Arzt Immunisierung.

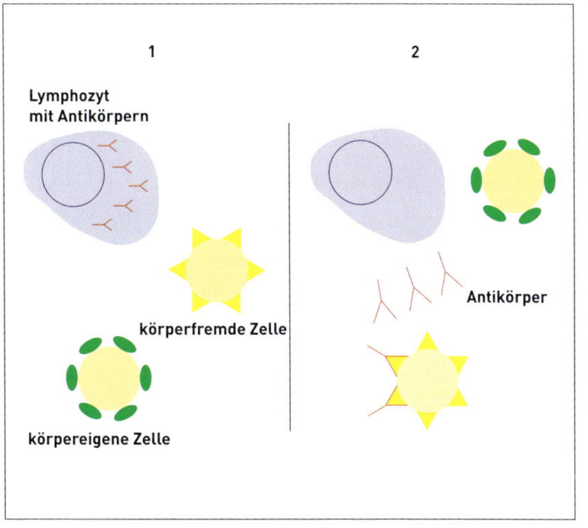

Die weißen Blutkörperchen (Lymphozyten) merken sich das Aussehen körperfremder und körpereigener Zellen und können fremde Eindringlinge schnell ausmachen (1). Im Falle eines Angriffs schicken sie Antikörper aus, die die Eindringlinge festhalten (2). So gefangen sind sie leichte Beute für die heran eilenden Fresszellen.

Viren greifen an

Bevor Viren ins Zellinnere gelangen und dort ihr Unheil anrichten, docken sie bis zu fünf Minuten an den Rezeptoren der Zellmembran an. So lange haben Immunkörper Zeit, den Angriff abzuwehren. Dies haben Forscher der Universität München vor kurzem entdeckt. Dabei machten sie noch andere überraschende Entdeckungen. Nur 13 Prozent der Viren gelang es, die Grenze der Zellmembran zu überwinden und in die Zelle einzudringen. Dann dauert es allerdings nur wenige Minuten, bis die Viren bis zum Zellkern vordringen. Innerhalb von 15 Minuten waren die Hälfte der untersuchten Zellen infiziert.

Spirulina stärkt unser Immunsystem

Spirulina enthält neben den bekannten Vitalstoffen auch das blaugrüne Pigment Phykozyan. Dieses Pigment erhöht die Aktivität der Lymphozyten und erhält unsere Abwehrzellen funktionstüchtig. Zahlreiche Untersuchungen in den USA und Japan haben gezeigt, dass Spirulina das Immunsystem stärkt, entgiftend und blutbildend wirkt. Das in Spirulina vorhandene Chlorophyll siegt meist sogar im Wettstreit mit künstlichen Antibiotika, da der in der Mikroalge gebundene Sauerstoff viele krankheitserregende Bakterien auf natürliche Weise abtötet.

Jede Einzelsubstanz der Nahrung eines Menschen wirkt auf seinen Körper und verändert ihn in gewisser Weise. Von diesen Veränderungen hängt im gesamten Leben ab, ob er gesund ist, krank ist oder sich in Zustand der Genese befindet.

Hippokrates

Mutter Natur hat also bestens dafür gesorgt, dass sich unser Körper gegen feindliche Eindringlinge sehr gut ohne chemische Keulen aus der Pharmaküche wehren kann. Voraussetzung dafür ist allerdings eine schlagkräftige Kampftruppe in unserem Immunsystem. Diese Abwehrzellen, unsere inneren Helfer, können jedoch nur dann mit Krankheitserregern fertig werden, wenn sie selbst gesund und vital sind.

Doch Umweltgifte, Alkohol, Nikotin, Medikamentenmissbrauch, Bewegungsmangel und Stress schwächen täglich unser Körperabwehrsystem, rauben unseren Zellen die lebensnotwendigen Nährstoffe. Das von der Natur so wunderbar ausgeklügelte System gerät aus dem Gleichgewicht. Die Folge davon: Zivilisationskrankheiten, die bereits im Vorfeld vermieden werden könnten, wenn unser Immunsystem intakt und stark wäre. Fachleute schätzen, dass heute bereits 90 Prozent aller Krankheiten in der zivilisierten Welt auf ein geschwächtes Immunsystem zurückzuführen sind.

Die lebenswichtige Rolle von Vitaminen, Mineralstoffen und sekundären Pflanzenstoffen bei der Stärkung des Immunsystems und damit zur Verhinderung von vielen Krankheiten ist heute bei vielen Wissenschaftlern nicht mehr umstritten. Doch noch immer weigern sich Pharmaindustrie und Schulmedizin, diese Zusammenhänge zu akzeptieren und danach zu handeln.

Das Zauberwort: Orthomolekulare Medizin

Der zweifache Nobelpreistärger Prof. Dr. Linus Pauling führte vor einigen Jahren einen neuen Begriff in die Medizin ein. »Orthomolekulare Medizin«, so definierte er, »ist die Erhaltung der Gesundheit und die Behandlung von Krankheiten durch Veränderung der Konzentration von Substanzen im menschlichen Körper, die normalerweise im Körper vorhanden sein sollten und für die Gesundheit erforderlich sind.« Klingt kompliziert, ist aber – wie so vieles – ganz einfach.

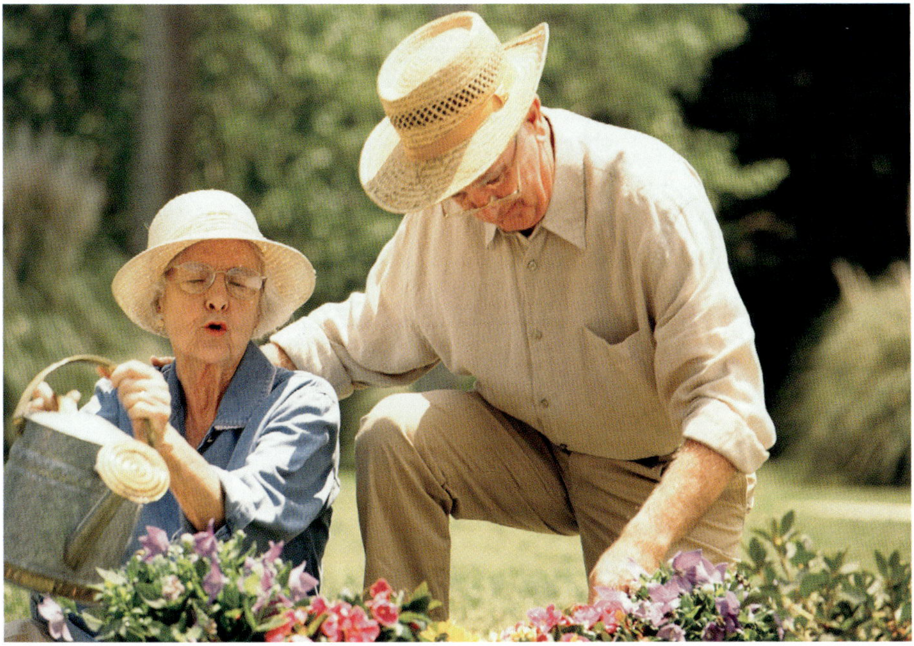

Wenn Sie auch im hohen Alter ein Leben voller Freude und Vitalität führen wollen, sollten Sie rechtzeitig etwas für sich und Ihre Gesundheit tun.

Der Begriff stammt aus dem Griechischen. »Orthos« bedeutet so viel wie »richtig« und »molekular« bezieht sich auf die Moleküle als kleinste Bauteile von Substanzen. Es handelt sich also um eine Form der Therapie mit den richtigen Molekülen in der richtigen Menge. Und wo finden wir solche »richtigen« Moleküle? Sie sind in den natürlichen Vitalstoffen enthalten, auf die unser Körper und unser Immunsystem angewiesen sind. In der richtigen Menge und Zusammensetzung stärken sie unser Immunsystem und helfen dem Körper, mit Erkrankungen besser fertig zu werden.

Die Liste der Krankheiten, die ein vitales Immunsystem verhindern kann, ist lang. Auf den folgenden Seiten wollen wir Ihnen einen Überblick darüber verschaffen, wie bestimmte Vitalstoffe unsere Organe und Zellen gesund am Leben halten können. Soviel sei schon mal vorweg genommen: All diese lebensnotwenigen Stoffe findet unser Körper in optimaler Form in der kleinen Mikroalge, in Spirulina. Ist das nicht wunderbar?

Das Herz – Motor des Lebens

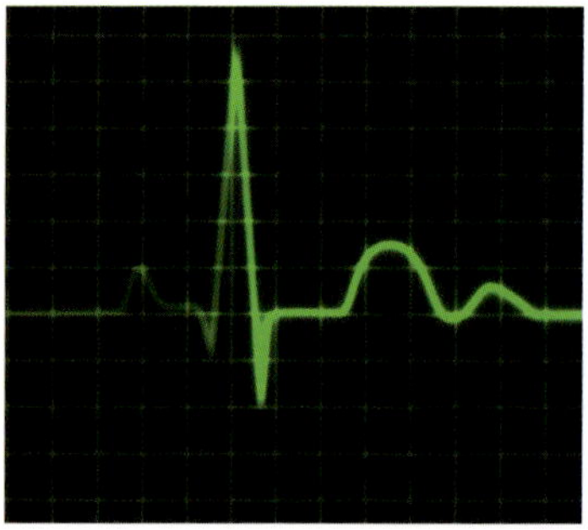

Jedes Herz hat seinen eigenen, einmaligen Rhythmus. Es gibt auf der ganzen Welt keine zwei Herzen, die gleich schlagen.

Im alten Ägypten war das Gewicht eines Herzens das Maß für die Wahrheit, griechische Philosophen hielten das Herz für den Sitz der Seele und selbst in unserer aufgeklärten Zeit ritzen Verliebte immer noch ein Herz in Baumrinden oder sprayen herzförmige Gebilde auf Fabrikmauern.

Die moderne Wissenschaft hat unser Herz entzaubert. Man betrachtet es als faustgroßen, 300 Gramm schweren Hohlmuskel, der einmal pro Minute das gesamte Blut eines Menschen – im Durchschnitt 6 Liter – durch unsere Schlagadern, Arterien und Venen pumpt, die eine Gesamtlänge von etwa 1.000 Kilometern haben. Das macht am Tag 7.200 Liter Blut, die im Fluss gehalten werden müssen, um unsere 70 Billionen Körperzellen mit allen lebensnotwendigen Stoffen zu versorgen.

Dennoch – die elektromagnetischen Schwingungskurven eines Herzens sind ebenso einmalig wie unser Fingerabdruck. Keine zwei Herzen auf der Welt schwingen exakt gleich – auch wenn Schlager etwas anderes behaupten. Unermüdlich schlägt unser Herz, ohne Pause, pro Sekunde etwa ein Mal. Rein rechnerisch sind das zweieinhalb Milliarden Herzschläge in einem Menschenleben. Was für eine Leistung! Muss man da noch eigens erwähnen, dass unser Lebensmotor nur dann diese enorme Leitung erbringen kann, wenn seine Zellen ausreichend mit Vitalstoffen genährt werden?

Geben Sie Ihrem Herzen Gesundheit

In Deutschland sind Herz-Kreislauferkrankungen die Todesursache Nummer Eins. 70.000 Deutsche sterben jährlich an einem Herzinfarkt. Jenseits des großen Teichs, in den USA, ist dagegen die Zahl der Herz-Kreislauf-Toten um 50 Prozent zurückgegangen. Woran das liegt? Nun, sicher nicht an einer gesünderen Lebensweise der Amerikaner oder an besseren Umweltbedingungen. In den USA ist es inzwischen einfach für jeden zweiten Erwachsenen selbstverständlich, seinen Körperzellen mit Nahrungsergänzungsmitteln zusätzliche Vitalstoffe zu geben. Spirulina steht dabei in den USA an der Spitze aller »Gesundheitsprodukte«. Deutschland ist auf diesem Gebiet leider noch Entwicklungsland. Hier geht man immer noch von der über 50 Jahre alten strengen Unterscheidung zwischen Arzneimittel und Lebensmittel aus. Nahrungsergänzungsmittel wie Spirulina gehören damit zu den Lebensmitteln und haben deshalb offiziell keine therapeutische Wirkung. Fest steht: Spirulina sichert unsere Grundversorgung mit lebensnotwendigen Vitalstoffen und damit die Gesundheit unserer Zellen.

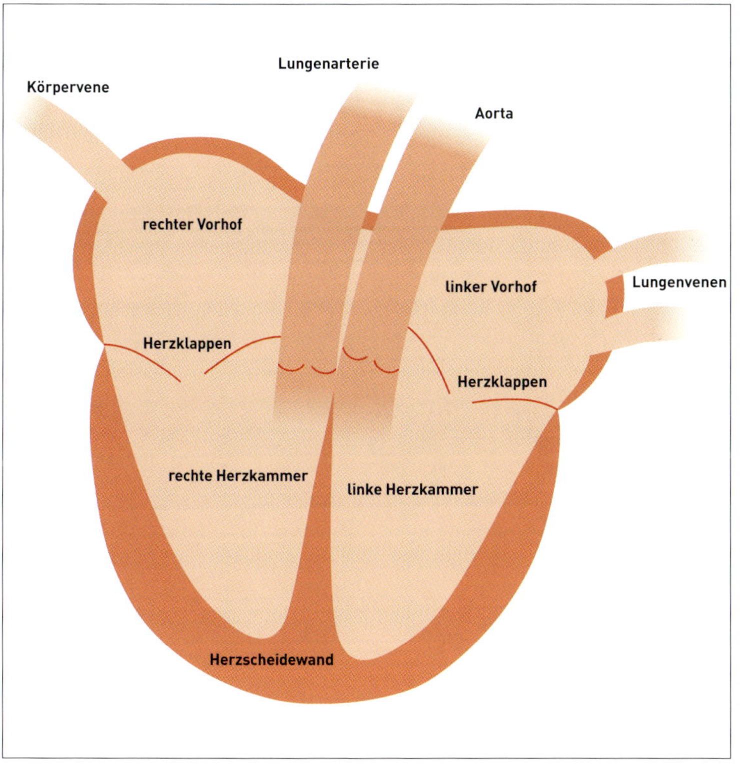

Ein gesundes Herz schlägt jeden Tag etwa 100.000-mal und pumpt dabei unglaubliche 7.200 Liter Blut durch unseren Körper.

So funktioniert unser Herz

Das Herz ist ein birnenförmiger Hohlmuskel. Zwei Drittel des Muskels ragen in den linken Brustraum, ein Drittel in den rechten. Eine Scheidewand trennt die beiden Herzhälften, die jeweils noch in eine Herzkammer und einen Vorhof unterteilt sind. Diese insgesamt vier Kammern haben muskulöse Wände, die sich rhythmisch zusammenziehen und erschlaffen und damit das Blut durch den Körper pumpen. Durch die linke Herzhälfte fließt das sauerstoffreiche Blut in den Arterien bis in die kleinsten Blutgefäße. Die Venen transportieren das sauerstoffarme, mit Schlacken wie Kohlendioxid angereicherte Blut über die Venen zurück in die rechte Herzhälfte. Der Sinusknoten, ein natürlicher Schrittmacher aus Herzmuskelzellen, bestimmt die Schlagfrequenz des Herzens. In Ruhestellung schlägt es etwa 100.000 Mal am Tag, bei Belastung entsprechend mehr. Wie alle Muskeln kann man das Herz durch regelmäßige körperliche Betätigung trainieren, so dass es mehr als das doppelte Blutvolumen auswerfen kann.

Blut ist ein besonderer Saft

Blut ist der Treibstoff des Lebens. Über ein weit verzweigtes System von Blutgefäßen versorgt es jede unserer 70 Billionen Körperzellen mit Sauerstoff, lebenswichtigen Nährstoffen, Vitaminen und Hormonen. Würde man alle Blutgefäße – von den »dicken« Venen bis hin zu den feinsten Kapillaren – zusammenknüpfen, käme man auf eine Gesamtlänge von etwa 130.000-mal die Erde umwickeln. Stellen Sie sich dieses ausgeklügelte Blutbahnsystem wie ein Straßennetz vor. Arterien und Venen sind die Autobahnen, auf denen die wertvollen Güter – Vitalstoffe, Sauerstoff und Hormone – schnellstmöglich transportiert werden. Von ihnen zweigen eine Vielzahl kleiner Zubringer ab, die zuletzt in winzig kleinen Haargefäßen, den Kapillaren, münden. Sie versorgen auch die entlegendste Körperzelle mit Nahrung. Hier fließt das Blut nur noch mit Minimalgeschwindigkeit.

Der Blutkreislauf funktioniert so lange ungestört, wie das Blut ohne Behinderungen durch alle Gefäße fließen kann. Doch auch unsere Adern sind aus Zellen gebaut, die sich ständig erneuern, absterben, auf- und abgebaut werden. Werden sie nicht optimal ernährt, treten an den Innenwänden kleine Risse auf, die der Körper »zukittet«. Passiert dies häufiger, wird die Schicht immer dicker.

An der Gefäßinnenwand, die nun nicht mehr glatt und elastisch ist, setzen sich kleine Ablagerungen fest. Folge: Das Blutgefäß wird enger, manchmal verstopft es auch. Stößt das Blut auf seinem Weg durch unseren Körper auf Widerstand, muss der Herzmuskel stärker pumpen. Der Blutdruck erhöht sich, weil der Innendurchmesser der Gefäße kleiner geworden ist.

Gleichzeitig erreicht weniger nährstoffreiches Blut unser Zellen. Unsere Körperzellen sind aber nun einmal darauf angewiesen, fortwährend und zuverlässig mit Vitalstoffen versorgt zu

Cholesterin

Das Blutfett Cholesterin ist einer der wichtigsten Bestandteile der Zellmembran. Es wird hauptsächlich in der Leber produziert, kann aber auch über die Nahrung aufgenommen werden, vor allem über fettreiche, tierische Lebensmittel. Es gibt zwei Sorten von Cholesterin: das dichtgepackte HDL (high density lipoprotein) und LDL, Cholesterin mit niedriger Dichte (low densitiy lipoprotein). Ist der LDL-Anteil erhöht, steigt das Risiko für Gefäßveränderungen. Deshalb wird LDL oft auch das »böse« Cholesterin genannt. Allerdings weiß man heute, dass LDL erst in Verbindung mit den so genannten Freien Radikalen gefährlich werden kann.

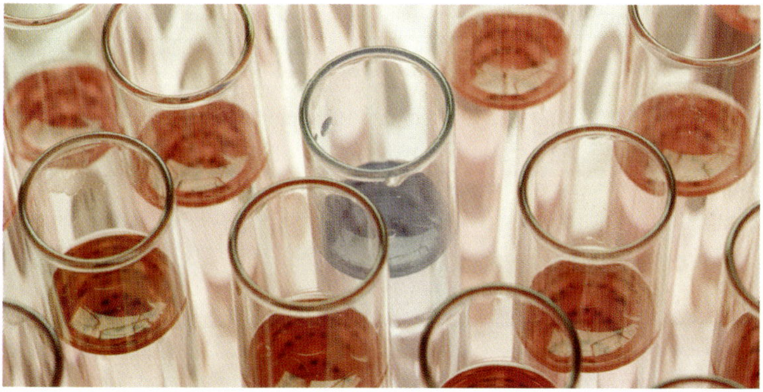

Das Blut ist der Treibstoff des Lebens. Es versorgt unseren gesamten Körper mit Sauerstoff und den lebenswichtigen Vitalstoffen.

werden. Tritt eine Störung im Transportsystem auf, leiden darunter alle 70 Billionen Körperzellen. Besonders die Herzmuskelzellen, die trotz ihrer Schwerstarbeit jetzt weniger Nährstoffe und Sauerstoff erhalten.

Viele Mediziner gehen heute davon aus, dass am Anfang der Gefäßverengungen immer ein Enzymmangel steht. Dem Körper fehlt eine bestimmte Enzymgruppe, die Fettverbindungen spaltet und damit auch Einlagerungen an den Gefäßinnenwänden abbauen kann. Hier hilft Spirulina gleich mehrfach. Unsere kleine wunderbare Mikroalge enthält zum Glück weit mehr als 2.000 dieser Biokatalysatoren und kann damit den Enzymmangel des Körpers ausgleichen. Dank ihres hohen Gehalts an essenziellen Fettsäuren schützt Spirulina außerdem die Blutgefäße, überzieht sie gleichsam innen mit einer Art »Teflonschicht«, an der sich keinerlei Ablagerungen mehr festsetzen können.

Arteriosklerose

440.000 Menschen sterben in Deutschland jedes Jahr an den Folgen der lebensbedrohlichen Ablagerungen in den Arterien. Diese erschreckend hohe Zahl entspricht der Gesamtbevölkerung von Erfurt und Saarbrücken! Bei der Arteriosklerose, wie diese Erkrankungen in der medizinischen Fachsprache heißen, sind die Innenwände der Blutgefäße infolge von Kalk- und Fettablagerungen verhärtet und verdickt. Schon lange macht man das Cholesterin für die schleichende Entwicklung dieser Erkrankungen verantwortlich. Durch die regelmäßige Nahrungsergänzung mit Spirulina kann das Risiko, an Arteriosklerose zu erkranken, erheblich reduziert werden. In Studien wurde außerdem mehrfach die cholesterinsenkende Wirkung von Spirulina bestätigt. Darüberhinaus fanden Mediziner heraus, dass die Mikroalge sogar bestehende Kalkablagerungen in den Blutgefäßen abbauen kann. Der Grund: Die Chlorophyll-Pigmente, die in großen Mengen in Spirulina vorhanden sind, können neben Schwermetallen auch Kalk binden.

Die glorreichen Drei – Magen, Leber und Galle

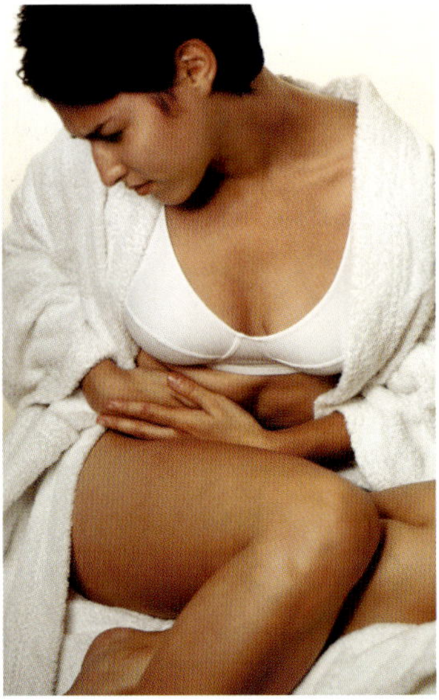

Im Magen werden über die Nahrung aufgenommene Krankheitserreger von der Magensäure zerstört.

Der Magen, das weiß jedes Kind, ist ein Auffangbehälter für alles, was wir essen und trinken. Er ist mit einer dicken Schleimhaut ausgekleidet, die den salzsäurehaltigen Magensaft und ganz spezielle Enzyme bildet. Diese Enzyme beschleunigen chemische Reaktionen bei der Verdauung unserer Nahrung im Körper. Durch die stark ätzende Magensäure werden mögliche Krankheitserreger in der verspeisten Nahrung abgetötet und das Essen für die weitere Verdauung vorbereitet. Ganz Schlaue werden sich jetzt fragen: Wie verhindert es die Natur, dass sich unser Magen selbst verdaut oder verätzt? Davor schützt ihn die Magenschleimhaut, die sich alle drei Tage neu bilden muss. ist die Säureproduktion zu hoch, frisst die Magensäure Löcher in die Magenschleimhaut, und es entstehen Magengeschwüre.

Im Magen wird unser Essen wie in einem Mixer zu Brei verarbeitet, der mit Magensaft vermischt portionsweise in den Darm transportiert wird. Dabei hilft die Magenmuskulatur. Wenn sie einmal nicht merkt, dass der Magen leer ist und einfach weiter arbeitet, dann fängt dieser an zu knurren. Der Magen zieht sich zusammen, findet aber nichts, was er verdauen könnte und schickt dem Gehirn einen Hilferuf: »Hunger«. Ein spezielles Gehirnhormon reguliert dann das Hungergefühl. Bei manchen Menschen klappt das prächtig, andere haben da ihre Probleme.

Die Leber ist, wie schon ihr Name verrät, seit alters her Symbol des Lebens, der Lebenssäfte. Im alten China galt sie als Sitz der Seele und des Zorns, als Quelle der Tränen und des Nasensekrets.

So hilft Spirulina der Leber

Spirulina unterstützt durch ihren hohen Anteil an Beta-Carotin und Chlorophyll die Stoffwechselvorgänge in der Leber. Dabei trägt sie zur Stärkung der Leberzellen bei und unterstützt die Leber bei ihrer Entgiftungsarbeit. Die blaugrüne Mikroalge hilft bei der Vorbeugung gegen Leberentzündungen. In Japan und den USA wird Spirulina bei der Behandlung chronischer und akuter Hepatitis und sogar bei Leberzirrhose eingesetzt.

Spirulina stärkt den Magen

Wenn Ihnen Ärger, Kummer, zuviel Alkohol oder Nikotin wieder einmal auf den Magen schlagen – greifen Sie zu einer Extraportion Spirulina. Das darin enthaltene Chlorophyll und die vielen basischen Mineralien sind ein wirksames und natürliches Mittel, um einer Übersäuerung des Magens entgegen zu wirken. In Deutschland werden jährlich rund 2 Millionen Euro für chemische Mittelchen gegen Sodbrennen und Magenübersäuerung ausgegeben. Dabei haben japanische Forscher schon vor vielen Jahren in medizinischen Tests bewiesen, dass Spirulina Magenschleimhautentzündungen lindern kann, also auf natürlichem Weg gegen Entzündungen der Magenschleimhaut und Magengeschwüre hilft.

Realistisch betrachtet ist sie mit 1,4 bis 1,8 kg unser schwerstes Organ und die zentrale Bio-Chemiefabrik unseres Körpers. Ihr Gewebe besteht aus fast 100.000 kleinen Läppchen, die etwa einen Millimeter groß sind. In deren Mitte liegt jeweils ein kleines Sammelgefäß, das in die Lebervene mündet. Über Leberschlagader und Pfortader fließt nährstoffreiches Blut aus dem Verdauungskanal in die Leber. Die aufgenommenen Nahrungsstoffe werden von den Leberzellen verarbeitet, das verbrauchte Blut fließt über die Lebervene wieder zum Herz zurück.

Bis heute ist es Biophysikern und Medizintechnikern auf der ganzen Welt noch nicht gelungen, einen Apparat zu konstruieren, der alle Funktionen dieses Organs übernehmen könnte. Unsere Leber ist die Entgiftungsstation und Kläranlage des Körpers, sie ist das zentrale Organ zur Nahrungsaufbereitung und an weit mehr als 500 verschiedensten Stoffwechselvorgängen beteiligt.

Mit der Hilfe von über 600 Enzymen verwandelt die Leber Rohstoffe aus dem Darm in Nährstoffe für den ganzen Körper und stellt außerdem viele lebensnotwendige Eiweiße her. Sie speichert Energiereserven in Fettgewebe, das sie aus Fetten, die wir mit der Nahrung aufnehmen, bildet. Ganz nebenbei verwandelt sie Giftstoffe wie Alkohol oder Stoffwechselabfälle in harmlose Substanzen und entsorgt verbrauchte Blutkörperchen. Darüber hinaus produziert die Leber auch noch täglich etwa einen halben Liter Galle, die viele chemische Substanzen wie Gallensalze, Mineralsalze und Cholesterin enthält. Diese Flüssigkeit wird in der Gallenblase gespeichert, bis sie später zur Fettverdauung benötigt wird.

Unsere Verdauung

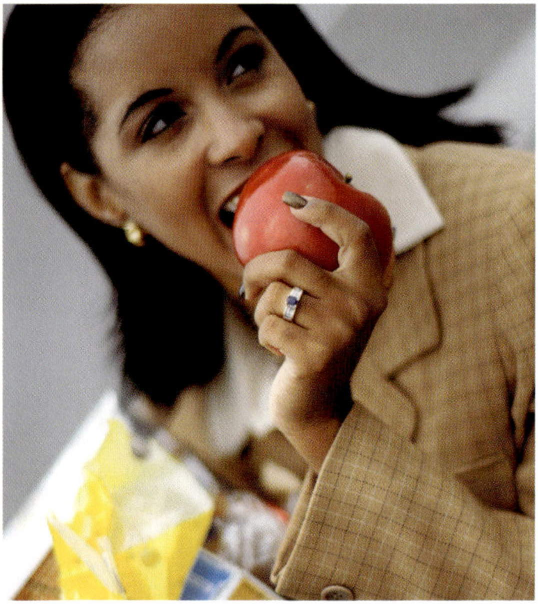

Der Verdauung ist es ziemlich egal, was wir an Nahrung zu uns nehmen. Für sie bedeutet Essen immer nur eins: Arbeit!

Ob meisterlich komponiertes 4-Sterne-Menü oder altbackenes Brot – unserer Verdauung ist es ziemlich egal, welche Leckereien wir zu uns nehmen. Für sie bedeutet unsere Nahrung ganz einfach Arbeit. Und zwar jede Menge. Ein erwachsener gesunder Mitteleuropäer isst im Jahr fast eine halbe Tonne Lebensmittel – und die muss verdaut werden.

Die Arbeit beginnt im Mund. Wenn wir, wie uns Experten immer wieder raten, unsere Speisen gründlich kauen, vermischen wir z. B. knackiges Obst zunächst einmal mit Speichel zu einem weichen Bissen. Dieser wird mit höchst komplizierten Bewegungen von Zunge und Halsmuskeln über die Speiseröhre in den Magen befördert. Wie kompliziert der Vorgang ist, bekommen wir gar nicht mit, denn dieser Transport wird von unserem Körper automatisch durchgeführt. Essen wir zu hastig, kommt es zu Störungen im Abtransport, wir »verschlucken« uns. Nach dem Säurebad im Magen macht sich unser Apfel, der inzwischen zu einem Brei vorverdaut worden ist, auf den Weg in die Gedärme. Sie führen jetzt schlangenähnliche Bewegungen aus, um den Apfelbrei schrittweise weiter zu transportieren. Im sieben Meter langen Dünndarm findet die eigentliche Verdauung statt, die chemische Zersetzung

Spirulina ist leicht verdaulich

Im Gegensatz zu vielen anderen Mikroalgen und Pflanzen besitzt Spirulina keine Zellwand aus unverdaulicher Zellulose, sondern nur eine dünne Zellmembran. So können die Spirulinazellen optimal im Magen-Darmtrakt aufgeschlossen werden.
Der menschliche Organismus kann die wertvollen Substanzen zu 98 Prozent aufnehmen. Der Fachmann spricht deshalb von einer Bio-Verfügbarkeit von fast 100 Prozent. Spirulina belastet unseren Verdauungsapparat nicht und ist auch für Kinder, Jugendliche und Senioren ideal.

unseres Apfelbissens in Nährstoffmoleküle. Die müssen dann an die richtigen Stellen im Körper weitergeleitet werden. Aber wie?

Der Darm ist mit einer faltenreichen Schleimhaut ausgekleidet, aus der etwa 1 Millimeter hohe fingerförmige Zotten ragen. Ein Quadratmillimeter Darmschleimhaut hat bis zu 40 Stück davon. Die Zellen unserer Darmschleimhaut werden übrigens alle zwei bis drei Tage erneuert, das heißt, täglich müssen rund 17 Milliarden Darmzellen neu erschaffen werden. Darmfalten und Zotten sind nochmals mit einer dünnen Zellschicht überzogen, den Mikrozotten. Rund 200.000 Mikrozotten sind auf jedem Quadratmillimeter Darmschleimhaut. Durch diesen raffinierten Trick vergrößert sich die Gesamtoberfläche unserer Darmschleimhaut auf ca. 150 Quadratmeter! Das ist schon eine komfortable Wohnungsgröße.

Mithilfe von Enzymen und Lactobazillen werden nun die Nährstoffmoleküle des Apfelbissens so weit aufgespaltet und bearbeitet, dass ihre einzelnen Nährstoffe von den Schleimhautzellen aufgenommen werden können. Hier werden sie an die feinen Blutgefäße, die Kapillaren, weitergegeben, die sie nun zu den entsprechenden Körperzellen transportieren. Perfekt geplant, oder?

Verstehen Sie jetzt, warum es so wichtig ist, die Darmschleimhaut zu pflegen und mit vitalstoffreicher Nahrung bei bester Gesundheit zu erhalten?

Die Hauptbestandteile unserer Nahrung

Unsere Nahrung besteht hauptsächlich aus Kohlenhydraten, Fetten und Eiweißen. Die Eiweiße werden hauptsächlich zum Körperaufbau und zur Reparatur beschädigter Zellen benötigt. Kohlenhydrate liefern wertvolle Brennstoffe zur Unterstützung unserer Körperfunktionen, Fette liefern sowohl Energie als auch »Baumaterial«. Vitamine und Mineralien, auch Mikronährstoffe oder Vitalstoffe genannt, sind ebenfalls Bestandteile unserer Nahrung und lebenswichtig für unseren Zellstoffwechsel und die Gesundheit unserer Körperzellen. All diese Bestandteile muss die Verdauung in vielen chemischen Prozessen so aus der Nahrung lösen und weiterverarbeiten, dass unser Körper sie optimal verwerten kann.

Spirulina fördert das Wachstum der nützlichen Lactobazillen in der Darmflora. Japanische Forschungen ergaben, dass Spirulina-Algen bei Ratten innerhalb von 100 Tagen den Gehalt von Lactobazillen im Vergleich zu einer Kontrollgruppe um 300 Prozent steigerte. Und das ist äußerst wichtig, denn nur die »richtige« Mischung der im Darm lebenden Bakterien sorgt für eine intakte Darmflora. Ohne sie könnten wir die Nährstoffe unserer Kost überhaupt nicht richtig zerlegen und aufnehmen.

Zusätzlich regulieren Spirulina-Algen die Verdauung, indem sie Verstopfungen beseitigen sowie alte Schlacken im Verdauungstrakt lösen und ausschwemmen.

Der Mensch ist, was er isst

Ein Mensch kann sein Leben verändern, indem er seine Geisteshaltung ändert.

William James

Nun mal ehrlich: Füllen Sie alle möglichen Treibstoffarten in den Motor Ihres Autos, Hauptsache billig? »Nein!«, werden Sie wahrscheinlich empört ausrufen. Achten Sie beim Kauf Ihrer Lebensmittel mit der gleichen Sorgfalt auf Qualität? Oder gehören Sie zu den Menschen, die bei der Wahl des Motoröls kritischer sind als beim Kauf ihres Salatöls? Im Ernst – sehr viele Autofahrer kennen die Arbeitsweise ihres Kraftfahrzeugs besser als die lebenswichtigen Abläufe in ihrem Körper. Aber gerade die müssen Sie verstehen, um zu begreifen, was ihr Körper braucht und wie Sie Ihren Lebensmotor »rund« laufen lassen können.

Regel Nummer Eins lautet: Wir brauchen täglich, was wir täglich verbrauchen. Das heißt, all diese wunderbaren Vitalstoffe, die unsere 70 Billionen Körperzellen am Leben halten,

Die vier Todsünden unserer Ernährung und ihre Folgen

Zu viel, zu fett, zu süß, zu salzig – zu diesem Ergebnis kommt die Deutsche Gesellschaft für Ernährung (DGE) in ihrem neuesten Jahresbericht, wenn es um unsere Ernährung geht. Unser täglich Brot ist eine gefährliche Kost und gleicht fast einem langsamen Selbstmord mit Messer und Gabel. Eine kleine Zahl chronischer Krankheiten, die alle im Zusammenhang mit falschen Ernährungsgewohnheiten und einer unkritischen Auswahl von Lebensmitteln stehen können, verursacht die Hauptlast von Krankheiten und Beschwerden in Deutschland.

Dazu gehören:

- Arterienverkalkung (Arteriosklerose)
- Bluthochdruck
- Brustkrebs
- Darmkrebs
- Gebärmutterkrebs
- Gicht
- Harn- und Gallensteine
- Herzinfarkt und Erkrankungen des Herz-Kreislaufsystems
- Knochenentkalkung (Osteoporose)
- Lebensmittelallergien
- Magenkrebs
- Mundhöhlen, Rachen- und Speiseröhrenkrebs
- Prostatakrebs
- Schlaganfall
- Übergewicht und
- Zuckerkrankheit (Diabetes melitus)

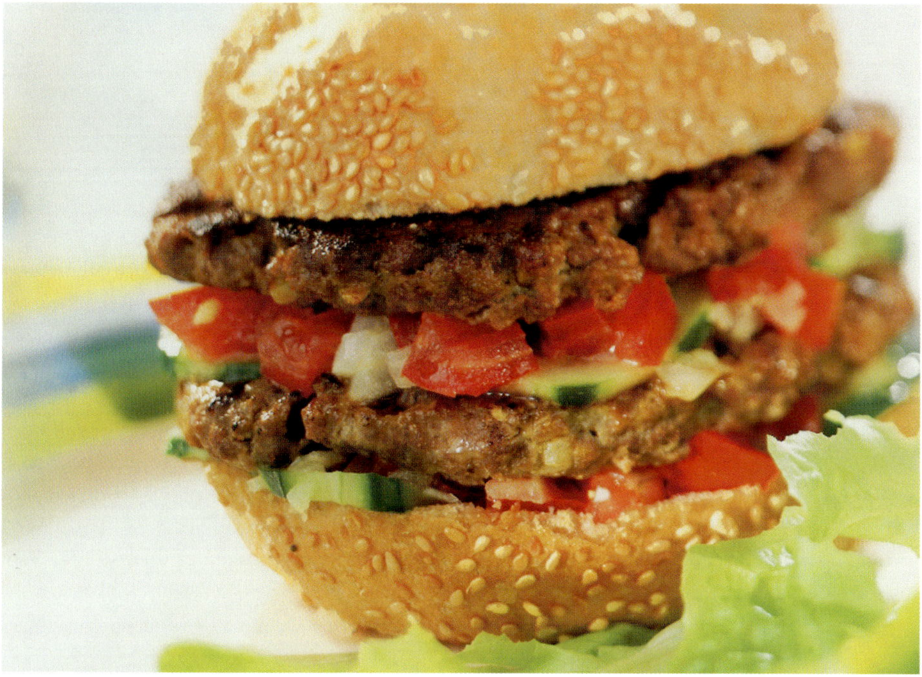

So lecker ein Burger sein mag – zu den gesunden Nahrungsmitteln kann man ihn nicht gerade zählen.

müssen wir ihnen jeden Tag aufs Neue in ausreichend hoher Menge zuführen. Logisch, oder? Ihr Auto fährt ja auch nicht ohne Treibstoff und das Getriebe »knirscht«, wenn es nicht rechtzeitig geschmiert wird. Ebenso verhält es sich mit ihrem Körper.

Nach der Statistik der Deutschen Gesellschaft für Ernährung (DGE) sind in Deutschland sechs bis acht Millionen Menschen von Osteoporose betroffen – einer Erkrankung, bei der die Knochen porös werden, an Stabilität verlieren und leicht brechen. Besonders gefährdet ist die Wirbelsäule. Risikofaktoren sind unter anderem eine unzureichende Versorgung des Körpers mit Kalzium sowie den Vitaminen D und K.

52.000 Menschen erkranken in Deutschland jährlich an Dickdarmkrebs, 18.000 Menschen an Magenkrebs, beides Krebsarten, die hauptsächlich durch die Ernährung beeinflusst werden. Der Anteil der Krebserkrankungen, die durch eine ausgewogene, vitalstoffreiche Ernährung vermeidbar wären, liegt nach Schätzungen des Deutschen Krebsforschungszentrums bei beiden Krebsarten zwischen 66 und 75 Prozent! Zu den Krebs hemmenden Faktoren zählen vor allem die Omega-3-Fettsäuren, die Vitamine A, E und C sowie Karotinoide, Selen, Kalzium und sekundäre Pflanzenstoffe. Sie alle sind reichlich vorhanden in Spirulina. So einfach ist es, sich gesund zu ernähren!

Fünfmal täglich Obst und Gemüse?

Wir essen zu fett, zu viel Fleisch und viel zu viel denaturierte, das heißt behandelte und ihrer natürlichen Vitalstoffe beraubte Lebensmittel. Unser Körper ist aber von seiner genetischen Ausstattung her auf organisch gewachsene Nahrungsmittel programmiert. Über vier Millionen Jahre haben sich unsere Vorfahren hauptsächlich von frisch geernteten Früchten, Gemüsen, Getreide und Nüssen ernährt.

Doch in den letzten 200 Jahren hat sich unsere Ernährung radikal geändert. In diesem, aus Sicht der menschlichen Entwicklungsgeschichte extrem kurzen Zeitraum konnte sich unser Organismus jedoch nicht schnell genug umgewöhnen, um keinen Schaden zu nehmen. Ein Beispiel: Rechnete man vor 200 Jahren noch knapp 17 Kilogramm Fleisch pro Kopf und Jahr, so kommen heute im Durchschnitt jährlich 65 Kilogramm Fleisch auf den Teller jedes Deutschen. Bis zu 75 Prozent der Energie aus diesem Fleisch beziehungsweise aus den Fleischprodukten stammen aus Fett. Eine fleischreiche Ernährung geht daher häufig mit einer hohen Kalorienzufuhr und einer hohen Aufnahme von Fett und tierischem Eiweiß einher, das allerdings nur zu 20 Prozent vom Körper verwertet werden kann.

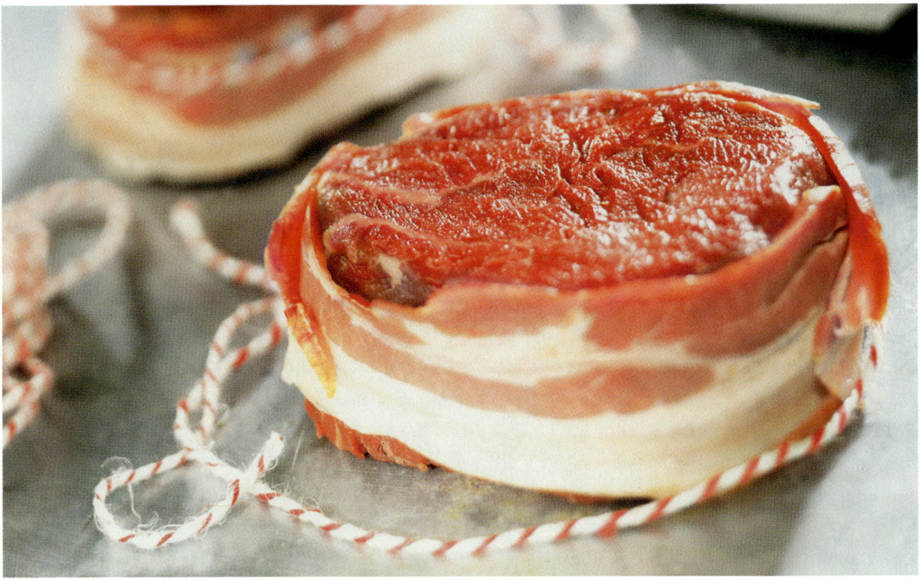

Unsere fleischreiche Ernährung bedeutet gleichzeitig eine hohe Kalorienzufuhr. Das enthaltene Fett und die große Menge an tierischen Eiweißen können von unserem Körper nur bedingt verwertet werden.

Gleichzeitig sinkt der Verzehr von Obst und Gemüse. In Deutschland liegt der tägliche Pro-Kopf-Verbrauch von Obst und Gemüse um 50 Prozent niedriger als erforderlich, obwohl die meisten Deutschen der Meinung sind, sie würden bereits genug davon essen. In teuren Hochglanz-Kampagnen wird zu »5 am Tag« aufgerufen – gemeint sind täglich 600 Gramm Obst und Gemüse, über den ganzen Tag verteilt auf drei Portionen Gemüse und zwei Portionen Obst. Abgesehen von der kollektiven Unlust, gesundes Grünzeug zu essen und ganz abgesehen von der Tatsache, dass in diesem Grünzeug nur noch ein Bruchteil der einst vorhandenen Vitalstoffe enthalten ist – welche Familie kann sich finanziell 600 Gramm Obst und Gemüse pro Kopf täglich leisten?

Sinn oder Unsinn von Nahrungsergänzungsmitteln

Die Deutsche Gesellschaft für Ernährung (DGE) stellte auf ihrer Jahrespressekonferenz 2000 fest, dass Nahrungsergänzungsmittel in Deutschland nicht notwendig seien. Eine ausgewogene Ernährung, die reich an Gemüse, Obst und Vollkorngetreide ist, sei ausreichend für eine gesundheitsfördernde, präventive Lebensweise. Lediglich bei Spitzensportlern, Schwangeren, Senioren, Rauchern und Personen mit hohem Alkoholkonsum wäre eine Nahrungsergänzung sinnvoll. Was die DGE verschweigt oder einfach nicht sehen will: Der moderne Mensch nimmt viel weniger Vitalstoffe zu sich als seine Vorfahren. So sank die tägliche Zufuhr von Kalzium von 10,5 g auf 2,5 g, bei Vitamin C von 600 mg auf 80 mg, bei Vitamin E von 33 mg auf 8 mg und bei Folsäure von 360 mg auf 170 mg. Eigentlich logisch, dass diese Versorgungslücken aufgefüllt werden müssen.

Spirulina – ökologisch betrachtet

Die vorwiegend Fleisch orientierte Ernährung der Industrienationen fordert auch ökologisch ihren Preis. In Brasilien wurden in den letzten 20 Jahren fast 40 Prozent der Tropenholzwälder abgeholzt, hauptsächlich, um Weideflächen für Rinder und Äcker für den Anbau von Futtermitteln zu gewinnen. Dabei ist Fleisch die unwirtschaftlichste Ernährungsform. Die Kosten für ein Kilogramm Fleischeiweiß sind zwanzig Mal höher als für ein Kilogramm Pflanzeneiweiß. Zur Produktion von einem Kilogramm Rindereiweiß sind 193 Quadratmeter Land und 104.500 Liter Wasser notwendig. Für die Erzeugung von einem Kilogramm Spirulina reichen dagegen gerade einmal ein Quadratmeter Fläche und knapp 380 Liter Wasser. Ein Grund mehr, sich für Spirulina zu entscheiden. Wir schonen damit unsere natürlichen Ressourcen, unsere Umwelt und das immer kostbarer werdende Trinkwasser. Und erhalten gleichzeitig unsere Gesundheit und unser Wohlbefinden.

Vitalstoffe halten uns fit und lebendig

Sie erinnern sich – Vitalstoffe sind all die kleinen Vitamine, Spurenelemente, Mineralstoffe, und sekundären Pflanzenstoffe, die unsere Körperzellen am Leben und bei bester Gesundheit erhalten. Bei ihrer Entdeckung im 18. Jahrhundert wusste man noch ziemlich wenig über diese Substanzen. Eigentlich war den Forschern nur klar, dass es sich um lebenswichtige Elemente in unserer Nahrung handelt, die weder zur Gruppe der Eiweiße noch zu den Kohlenhydraten oder Fetten gehörten. Man glaubte, jedes Vitamin sei chemisch der Gruppe der Amine zuzuordnen (mit -amin werden in der Chemie stickstoffhaltige Verbindungen bezeichnet) und nannte die neu entdeckten Stoffe deshalb Vitamine (vita lat.: Leben).

Vitamine sind für unseren Körper lebensnotwendig. Auch wenn wir rein mengenmäßig insgesamt weniger als ein Gramm Vitamine pro Tag benötigen, sind sie an fast allen Prozessen in unserem Stoffwechsel maßgeblich beteiligt. Dennoch kann unser Körper sie nicht selbst herstellen. Vitamine oder zumindest die Ausgangsstoffe dafür werden von Pflanzen hergestellt. Mensch und Tier müssen sie mit ihrer Nahrung aufnehmen. Fehlt auch nur ein einziges Vitamin, kann es über kurz oder lang zu lebensbedrohlichen Erkrankungen kommen.

Wir kennen heute 13 unterschiedliche Vitamine, die alle mit Buchstaben bezeichnet werden. Dazu gehören die Vitamine A, C, D, E sowie die große Gruppe der B-Vitamine. Darüber hinaus gibt es noch einige vitaminähnliche Stoffe. Allen gemeinsam ist ihre Funktion: Im Gegensatz zu den Proteinen oder Fetten werden sie nicht zur Energiegewinnung im Körper oder zum Aufbau von Körpersubstanz gebraucht. Sie dienen als Wirk- und Steuerstoffe, lösen also Stoffwechselprozesse aus und steuern sie. Oder aber sie binden bestimmte chemische Substanzen an sich und verändern deren Wirkung.

Paradox

So unglaublich es auch klingt: Noch vor 100 Jahren war die Ernährung in zivilisierten Ländern besser als heute. Wir transportieren Lebensmittel rund um den Erdball und ernähren uns trotzdem schlechter als unsere Großeltern. Das Angebot an Lebensmitteln wächst ständig, dennoch führen wir unserem Körper nur noch einen Bruchteil der Vitalstoffe zu, die er so dringend benötigt. Und obwohl wir heute alle Möglichkeiten hätten, uns ausgewogen zu ernähren, nehmen die ernährungsbedingten Krankheiten ständig zu.

Mineralstoffe sind vor allem in pflanzlicher Nahrung und Fleisch enthalten. Sie sind wichtige Bausteine für unsere Knochen, Zähne und für das Bindegewebe. Spurenelemente (Eisen-, Magnesium- und Jodverbindungen) braucht unser Körper nur in kleinsten Mengen – daher ihr Name. Obwohl nur in Spuren vorhanden, sind sie lebensnotwendig für den Aufbau von Körpergewebe. Im nächsten Kapitel wollen wir Ihnen etwas ausführlicher erklären, warum ohne Vitamine, Mineralstoffe und Spurenelemente gar nichts geht in unserem Körper. Und welche lebenswichtigen Funktionen Sie tatkräftig unterstützen können mit der richtigen Wahl Ihrer Nahrung.

Vitamine

Die Anzahl der Stoffe, die seit der Entdeckung zu den Vitaminen gerechnet werden, verändert sich aufgrund aktueller Forschungen immer wieder. So wurden beispielsweise ungesättigte Fettsäuren wie Linolsäure und Linolensäure eine Zeit lang unter dem Sammelbegriff Vitamin F geführt – inzwischen zählen sie gar nicht mehr zu den Vitaminen. Andere erfüllen nach wissenschaftlichen Kriterien zwar nicht mehr alle Forderungen, die an ein Vitamin gestellt werden, gelten aber trotzdem weiterhin als Vitamine. Dazu gehören einige B-Vitamine, die unser Körper in einer gesunden Darmflora selbst herstellen kann, sowie Vitamin D, das durch Sonnenlicht in der Haut gebildet wird.

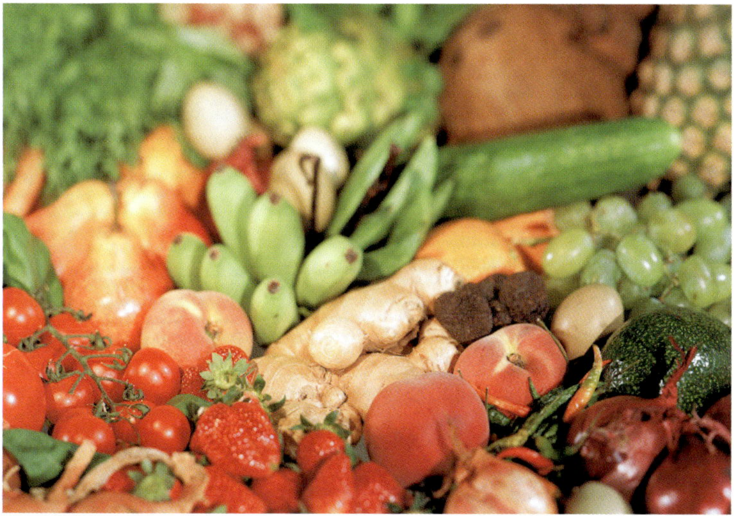

Unser Körper kann Vitamine nicht selbst herstellen. Wir müssen sie über die Nahrung aufnehmen, um unseren Stoffwechsel in Schwung zu halten.

Die wunderbare Welt von Spirulinas Wirkstoffen

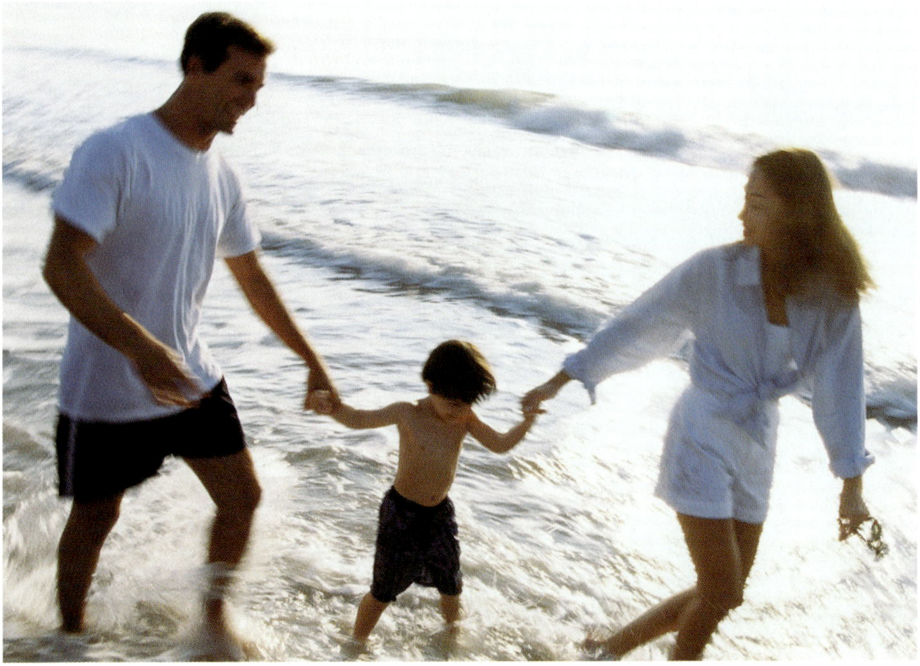

Es ist schon lange kein Geheimnis mehr, dass sich die Ernährung ganz wesentlich auf unsere Gesundheit und damit auch auf unser Lebensgefühl auswirkt.

Unzählige wissenschaftliche Studien auf der ganzen Welt haben es bewiesen: Unsere Ernährung wirkt sich nachhaltig auf die Gesundheit aus. Eine vitalstoffreiche Kost stärkt das Immunsystem, macht die Arterien durchgängig, beugt Gelenkentzündungen, Herz- und Kreislauferkrankungen vor. Auch wenn es zunächst unglaublich klingt: Alles, was unser Körper an Vitalstoffen und essenziellen Aminosäuren braucht, ist in der kleinen Mikroalge Spirulina enthalten. Und zwar in einer Form, die unser Körper nahezu vollständig verwerten kann.

Aminosäuren

Die Aminosäuren bilden Proteine (Eiweiße) und gehören damit zu den wichtigsten Bausteinen menschlichen Lebens, denn der menschliche Körper besteht größtenteils aus Wasser und Eiweiß, wenn man mal – bei einigen Menschen zumindest – vom überaus lästigen Fett absieht. Spirulina besteht zu beinahe 65 Prozent aus rein pflanzlichem Eiweiß. Alle acht essenziellen (das heißt lebensnotwendigen) Aminosäuren, die unser Körper nicht selbst herstellen kann, sind in Spirulina enthalten.

Vitamine

Spirulina versorgt uns mit fast allen Vitaminen. Sie hat vor allem einen hohen Gehalt an **Beta-Karotin** (Provitamin A), das Zellen vor Krebsbildung schützen kann, Infektionskrankheiten bekämpft und die Sehkraft unterhält.

Die Gruppe der **B-Vitamine** unterstützt unseren Stoffwechsel, verbessert die Blutzirkulation und stärkt unser Nervensystem.

Vitamin E schützt Zellen, Fette und Vitalstoffe vor der Zerstörung durch Freie Radikale und verzögert außerdem den Alterungsprozess.

Folsäure wirkt bei der Blutbildung und Zellteilung mit und unterstützt den Eiweißstoffwechsel.

Biotin sorgt für gesundes und glänzendes Haar, schöne Nägel und eine glatte Haut. Es wird beim Kohlenhydrat- und Fettstoffwechsel benötigt.

Mineralstoffe

Kalium reguliert zusammen mit Natrium den Flüssigkeitshaushalt im Körper. Es ist wichtig für die Funktionsfähigkeit der Muskeln und Nerven.

Kalzium, der Knochenbaustein, beugt Osteoporose, Herz- und Kreislauferkrankungen sowie Krebs vor. Denn Kalizum ist am Aufbau der Knochen und Zähne beteiligt und wichtig für die Blutgerinnung.

Eisen trägt zur Bildung der roten Blutkörperchen bei und ermöglicht den Sauerstofftransport zu den Zellen sowie den Abtransport von Kohlendioxid zur Lunge. Spirulina enthält zweiwertiges, organisch gebundenes Eisen, das vom Körper wesentlich besser verwertet werden kann als das in Gemüse und Fisch vorkommende Eisen.

Magnesium, das Anti-Stress-Mineral, aktiviert Enzyme für die Energiegewinnung, ist verantwortlich für die Weiterleitung der Nervenimpulse an die Muskeln und beugt Herz- und Kreislauferkrankungen, Osteoporose sowie einigen Krebsarten vor.

Mangan ist unentbehrlich für die Hirnfunktion, ein gesundes Immunsystem und starke Nerven. Es baut Knorpel und Gelenkschmiere auf und reguliert den Blutzucker.

Spurenelemente

Chrom hilft bei der Kontrolle des Blutzuckerspiegels und ist an der Regulierung des Cholesterinspiegels beteiligt. Damit beugt es Arteriosklerose und Erkrankungen der Herzkranzgefäße vor.

Selen stimuliert das Immunsystem, ist wichtig im Kampf gegen Freie Radikale und kann den Alterungsprozess verlangsamen. Es mildert die Nebenwirkungen von Chemo- und Strahlentherapien.

Zink, eines der wichtigsten Spurenelemente, ist maßgeblich an weit über 200 Enzymtätigkeiten beteiligt. Es beschleunigt die Wundheilung und sorgt für die Bildung bestimmter Immunzellen.

Essenzielle Fettsäuren

Gamma-Linolensäure gehört zur Gruppe der Omega-6-Fettsäuren, die für unseren Körper unentbehrlich sind. Sie ist Strukturbestandteil der Haut, wichtig für die Steuerung vieler Körper- und Stoffwechselfunktionen und spielt eine große Rolle bei der Zellerneuerung. Außer in Muttermilch ist sie nur in sehr wenigen Pflanzen wie Spirulina enthalten.

Vitamin A wie Abwehrkraft

Mit ihm fing die Geschichte der Vitamine an. Vitamin A verdankt seinen Namen nicht etwa der Tatsache, dass es unsere Abwehrkraft stärkt und gut für die Augen ist. Nein, es war das erste fettlösliche Vitamin, das entdeckt wurde. Retinol, wie das eigentliche Vitamin A auch genannt wird, ist ausschließlich in tierischen Produkten wie Leber, Eiern und Lebertran vorhanden. Unser Körper speichert es in der Leber. Von dort wird es bei Bedarf über den Blutkreislauf an die entsprechenden Organe abgegeben. Im Zusammenspiel mit anderen Vitalstoffen hilft es unseren Körperzellen, ihr natürliches Gleichgewicht zu erhalten, es unterstützt das Immunsystem, fördert die Abwehr von Infektionen und beugt der Hautalterung vor.

Wir erinnern uns: Über sehr lange Zeit hinweg hat sich der Mensch zum größten Teil pflanzlich ernährt. Woher bekam er dann das lebensnotwenige Vitamin A? Mutter Natur hat wieder einmal mitgedacht und dafür gesorgt, dass unser Körper in der Darmschleimhaut aus Karotinoiden Vitamin A bei Bedarf selbst herstellen kann. Das bekannteste der rund 500 Karotinoide ist das Beta-Karotin. Durch Spaltung des Moleküls kann unser Körper aus einem Beta-Karotin-Molekül zwei A-Vitamine herstellen, deshalb nennt man Beta-Karotin auch Provitamin A. Das pflanzliche Pro-Vitamin A ist übrigens selbst hochdosiert nicht schädlich – ganz im Gegensatz zum reinen Vitamin A, das in hohen Dosen die Leber schädigt.

Provitamin A ist ein ausgesprochen vielseitiges Vitamin. Neben den schon aufgezählten Funktionen regelt es die Zellteilung und damit auch das Wachstum von Knochen, Zähnen, Zahnfleisch, Haut und Haaren. Außerdem stärkt es unsere Sehkraft. Wer viel und lange vor dem Computer sitzt oder häufig nachts Autofahren muss, für den ist die ausreichende Versorgung mit Vitamin A oder Beta-Karotin extrem wichtig.

Pflanzliche Vitamin-A-Lieferanten

Das Provitamin A (Beta-Karotin) findet sich vor allem in dunkelgrünen, orangefarbenen und roten Obst- und Gemüsesorten. Dazu gehören Aprikosen, Avocado, Brokkoli, grüne Bohnen und Erbsen, Honigmelonen, Grünkohl, Kopfsalat, Kürbis, Mangos, Möhren, Pfirsiche, Spinat und Tomaten. Durch Zugabe von etwas Fett kann der Körper leichter Provitamin A aus der Nahrung aufnehmen. Übrigens – Spirulina enthält 14-mal mehr Beta-Karotin als Möhren.

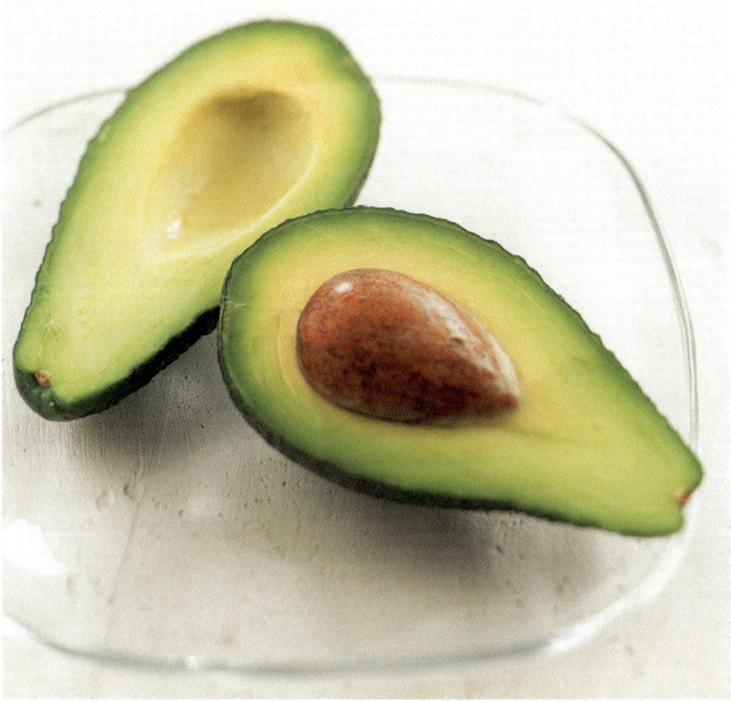

In Avocados ist eine reichliche Menge an Provitamin A, einer Vorstufe von Vitamin A, enthalten.

Doch Provitamin A bzw. Beta-Karotin kann noch mehr. Es hält die Haut jung und ist der beste Freund der Schleimhäute. Fehlt es, kommt es zu einem Massensterben der Schleim produzierenden Zellen. An ihrer Stelle bilden sich verhornte Schichten in Magen, Darm und Lunge, kurz, überall, wo die empfindlichen Schleimhäute sitzen. Die Folgen: Bindehautentzündungen, Magenschmerzen und Darmerkrankungen.

Auch unsere Haut leidet sichtbar unter dem Vitaminmangel: Sie wird fahl und es kommt zu Hautentzündungen bis hin zur Akne. Außerdem wird das Haar stumpf und brüchig.

Neuere wissenschaftliche Studien weisen sogar auf einen Zusammenhang zwischen der Anfälligkeit für Krebserkrankungen und der Menge von Karotinoiden hin, die der Mensch zu sich nimmt. Denn Beta-Karotin kann aggressive Sauerstoffverbindungen in unschädliche aufspalten und wirkt so als antioxidative Substanz.

Schwerstarbeit für die Augen

Wussten Sie, dass ihre Augen während eines Arbeitstags vor dem Bildschirm Schwerstarbeit verrichten? Bis zu 17.000-mal müssen die Pupillen auf Hell-Dunkel-Reize reagieren. 12.000 bis 33.000 Mal wandert der Blick zwischen Bildschirm, Tastatur und Vorlage. Dabei zwingen die unterschiedlichen Helligkeiten das Auge zu höchster Konzentration, während es gleichzeitig durch die starre Sicht im immer gleichen Winkel aus gleicher Entfernung auf gleiche Objekte stark unterfordert ist.

B-Vitamine: Gemeinsam sind sie stark

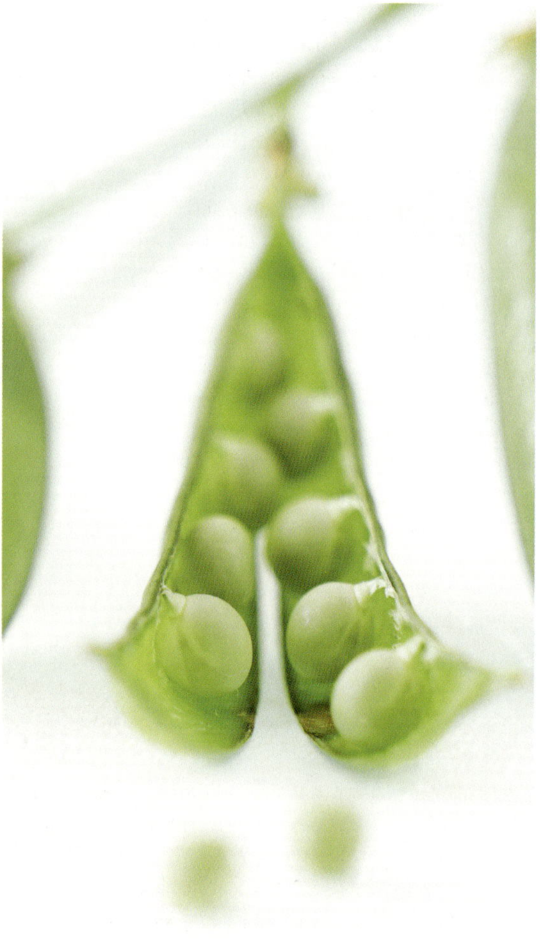

Hülsenfrüchte sind hervorragende Vitamin-B-Lieferanten, die den Stoffwechsel in Schwung halten.

Vitamin B1 (Thiamin)

Hülsenfrüchte, Kartoffeln, Mais, Pilze, Schweinefleisch, Vollkornprodukte, ungeschälter Reis. 10 Gramm Spirulina enthalten so viel Vitamin B1 wie 400 g ungekochte (!) Kartoffeln. Beim Kochen geht Vitamin B1 teilweise verloren. Ein Mangel an Vitamin B1 führt zu Störungen der Nervenfunktionen, Herzschwäche und Muskelschwund.

Diese Vitamine arbeiten im Team – das heißt, ihre Wirkung verstärkt sich, wenn man sie als Vitamin-Komplex zu sich nimmt. Die gesellige B-Vitamin-Familie hat es sich nämlich in den vergangenen Millionen Jahren angewöhnt, wichtige Aufgaben zu teilen und gemeinsam zu lösen. In erster Linie sind diese wasserlöslichen Vitamine Coenzyme, also Helfer bei allgemeinen Stoffwechselprozessen. Ohne sie läuft in unserem biologischen Stoffwechselbetrieb gar nichts. Zumindest nicht viel.

Schauen wir uns die Familie doch einmal der Reihe nach an. Da ist zunächst **B1**, das Vitamin für Lebensfreude und Gelassenheit. Nummer Eins deshalb, weil es – richtig! – als erstes der B-Vitamine entdeckt wurde. Thiamin, wie es auch heißt, befindet sich in den Zellwänden unserer Nervenstränge. Dort spaltet es unermüdlich rund um die Uhr Kohlenhydrate zu Glukose. Und Glukose ist der einzige Nährstoff, den unsere Nervenzellen akzeptieren. Bekommen sie zu wenig Glukose, bläht

Vitamin B2 (Riboflavin)

In Stresssituationen, während der Schwangerschaft oder bei Sport braucht der Körper eine Extraportion Riboflavin. Es kommt am häufigsten vor in: Eiern, Fisch, Fleisch, Geflügel, Hülsenfrüchten, Milch und Milchprodukten, Pilzen und in Spirulina. Fehlt Vitamin B2, können wir uns schlecher konzentrieren, es kommt zu Haut- und Augenschäden, die Mundwinkel reißen ein, wir schlafen schlechter, die Haare fallen aus oder werden grau.

sich ihre schützende Zellschicht auf im verzweifelten Bemühen, durch eine größere Oberfläche mehr Glukose zu ergattern. Resultat: Die Nerven liegen bloß und reagieren gereizt.

Thiamin ist wichtig für unser Konzentrationsfähigkeit. Und es unterstützt in den Muskeln die Umsetzung von Zucker zu Energie. Vitamin B1 ist an allen wichtigen Stoffwechselprozessen des Nervensystems, des Herzes, der Muskulatur und der Blutzellen maßgeblich beteiligt.

Vitamin B2, Riboflavin, wird oft auch als Milchvitamin bezeichnet, weil es vor allem in der Milch und in Milchprodukten zu finden ist. Leider geht beim Pasteurisieren der Milch viel Vitamin B2 verloren. Deshalb der Rat von Experten: Milch, Milchprodukte und Käse immer dunkel, am besten im Kühlschrank lagern.

Als Coenzym spielt Riboflavin eine wichtige Rolle beim Fettstoffwechsel, unterstützt die Leber bei ihrer Entgiftungsarbeit, fördert die Bildung von roten Blutkörperchen und kurbelt die Energieproduktion in den Körperzellen an. Und es hilft den Augen, sich den wechselnden Lichtverhältnissen anzupassen. Riboflavin, der Energielieferant unserer Zellen, kann die Gefahr, an grauem Star oder an Krebs zu erkranken, senken. Fingernägel und Haare brauchen Riboflavin, um gesund und kräftig zu bleiben.

Coenzyme und Enzyme

Coenzyme sind Bestandteil eines Enzyms, ohne die es nicht funktionsfähig wäre. Enzyme, früher Fermente genannt, sind hochmolekulare, von lebenden Zellen gebildete Eiweißstoffe, die den Stoffwechsel im Organismus steuern. Zu ihren Aufgaben gehört die Versorgung der Zellen und der Abbau von Giftstoffen. Sie mobilisieren Fett und Glykogen (Kohlenhydrate) in den Körperdepots und katalysieren Prozesse, die zur Gewinnung der für den Organismus nötigen Energie erforderlich sind. Coenzyme sind teilweise mit Vitaminen identisch, die einen ausreichenden Enzymbestand für den Stoffwechsel sicherstellen sollen.

Zu den jüngeren Mitgliedern der B-Vitamin-Familie gehört das Niacin, **Vitamin B3**. Eigentlich besteht es aus zwei Substanzen: aus Nicotinamid und Nicotinsäure (die übrigens rein gar nichts mit dem Zigaretten-Nikotin zu tun hat). Die Wissenschaftler haben es erst lange nach seiner Entdeckung in die Gemeinschaft der B-Vitamine aufgenommen, weil es wie die anderen Familienmitglieder Bestandteil von Enzymen ist und im antioxidativen System unseres Körpers eine große Rolle spielt.

Wie im richtigen Leben sind auch bei den Vitaminen die jüngsten oft die schnellsten. Niacin ist ganz besonders flink auf dem Weg aus dem Nahrungsbrei zu den Körperzellen. Es hilft bei der Verdauung, verbessert die Blutzirkulation und spielt eine große Rolle für Haut und Nerven. Niacin steuert den Feuchtigkeithaushalt unseres Körpers und reguliert die Wirkung der UV-Strahlen auf unsere Haut. Nicotinsäure kann den Cholesterinspiegel senken und die Blutgefäße kurzfristig erweitern – eine vorzügliche Eigenschaft bei der Bekämpfung von Arteriosklerose.

Die zentrale Rolle im Stoffwechselprozess der Fette kommt dem Anti-Stress-**Vitamin B5** zu, der Pantothensäure. B5 wird von allen 70 Billionen Zellen unseres Körpers gebraucht. Es fördert und unterstützt den Stoffwechsel aller Gewebe, stärkt das Immunsystem, hält unser Nervensystem gesund, wirkt entzündungshemmend und hilft bei der Bewältigung von Stress. Bindegewebe und Knorpel werden mit Hilfe von Pantothensäure gebildet und sie enthält noch etwas Fantastisches: den natürlichen Anti-Grau-Faktor. Denn

Vitamin B3 (Niacin)

Niacin (Vitamin B3) kann vom Körper nicht gespeichert werden. Deshalb ist es wichtig, es mit der Nahrung aufzunehmen. Gute Niacin-Lieferanten sind: Bierhefe, Erdnüsse, Fisch, Fleisch, Geflügel, Hülsenfrüchte, Pilze, Kartoffeln und Vollkorngetreide. Und natürlich Spirulina.

Vitamin B5 (Pantothensäure)

Pantothensäure ist – außer in Spirulina – enthalten in Fisch, Fleisch und Wild, Eigelb, Gemüse, Getreideprodukten, Hülsenfrüchten und Vollkorngetreide. Ein Vitamin-B5-Mangel zeigt sich zunächst in Form von Kopfschmerzen, Übelkeit, steifen Gelenken und Muskelkrämpfen.

Pantothensäure verleiht dem Haar nicht nur Glanz, sondern beeinflusst auch die Pigmentierung und lässt es wachsen.

Biochemiker sind überzeugt: Jeder sechste wird nur deshalb krank, weil ihm **Vitamin B6** fehlt. Rund 110 Beschwerden – von Allergien und Arthritis über Depressionen bis hin zu Muskel- und Immunschwäche – sind auf Vitamin-B6-Mangel zurückzuführen. Das kleine Wunder-Vitamin (Pyridoxin) setzt sich aus drei Wirkstoffen zusammen. Es beschleunigt den Aminosäure- und Eiweißstoffwechsel, verteilt die verschiedenen Eiweißbausteine in unserem Körper und hilft bei der Zellteilung. Durch die viel schnellere Produktion von Abwehrzellen bei Erkrankungen unterstützt Vitamin B6 unser Immunsystem tatkräftig.

Ein richtiges Super-Vitamin ist **B12**, das Cobalamin. Es ist unenbehrlich bei der Bildung roter Blutkörperchen, baut das Erbmaterial in den Zellen mit auf, sorgt für gesundes Wachstum, gute Nerven, psychisches Wohlbefinden und hilft bei der Blutgerinnung und dem Gehirnstoffwechsel. Unser Körper braucht täglich nur ein drei millionstel Gramm B12, um alle 70 Billionen Zellen ausreichend zu versorgen. Damit B12 immer vorrätig ist, speichert es der Körper – hauptsächlich in der Leber. Doch anders als bei den übrigen B-Vitaminen zeigt sich ein Mangel an Cobalamin erst Jahre später. Das Super-Vitamin B12 ist ausgesprochen empfindlich: Es verträgt keine Hitze und ein erheblicher Anteil geht beim Kochen kaputt. Was also liegt näher, als unseren täglichen Bedarf mit nur einigen Tabletten Spirulina zu decken?

Vitamin B6 (Pyrodoxin)

Einen hohen Gehalt an Pyridoxin haben Avocados, Bananen, Bierhefe, Hähnchen, Gans und Truthahn, Lachs und Thunfisch, Schweinefleisch, Vollkorngetreide und Spirulina.

Vitamin B12 (Cobalamin)

In vielen Ernährungsratgebern steht, B12 sei ausschließlich in tierischen Produkten enthalten, vor allem in Leber, Fleisch, Geflügel, Milchprodukten und Eiern. Das ist falsch. Spirulina enthält 10-mal so viel Vitamin B12 wie Milch oder Joghurt und ebenso viel Vitamin B12 wie rohes Hühnerfleisch. Aber wer kann und will schon kaltes, ungekochtes Hühnchen essen?

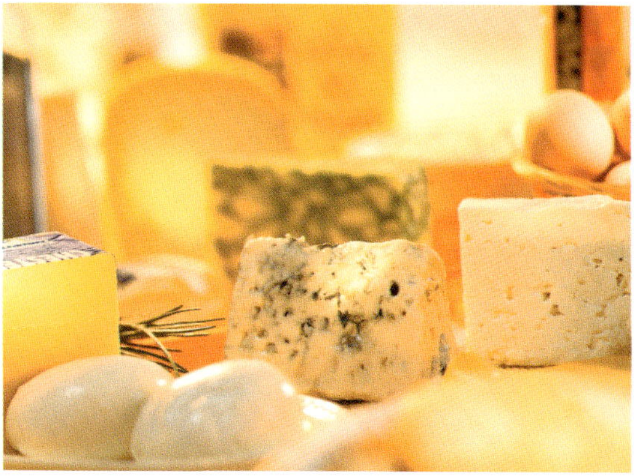

Milch, Milchprodukte und Eier enthalten das wertvolle Vitamin B12. Mit Spirulina kommen sie alle trotzdem nicht mit! Die kleine Alge liefert die 10-fache Menge des Super-Vitamins.

Vitamin E – der Radikalenfänger

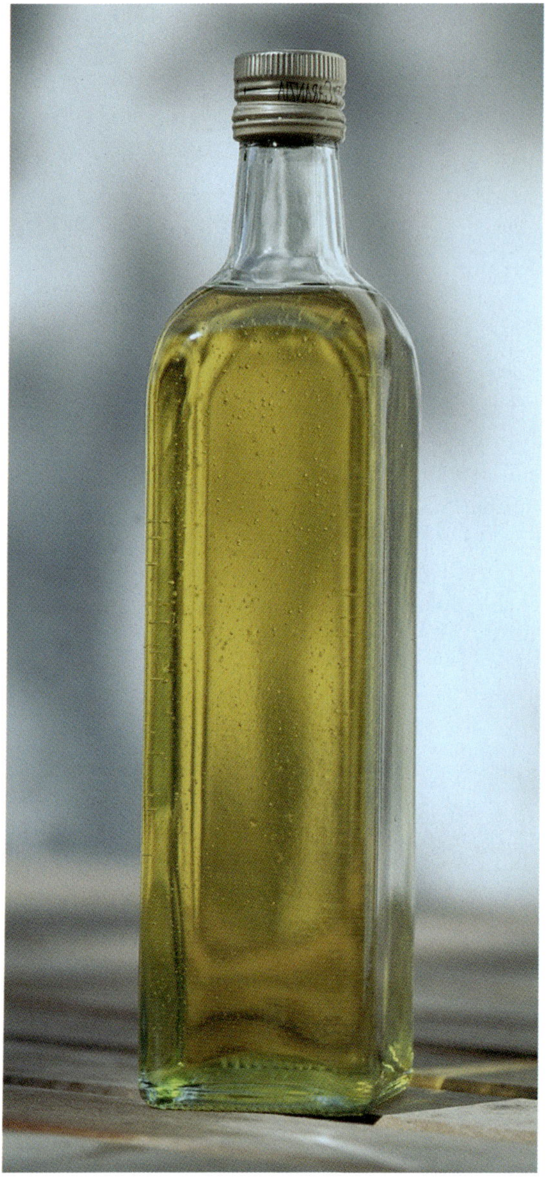

Das Wichtigste zuerst: Vitamin E schützt unsere Zellwände, Vitalstoffe und Fettsäuren vor der Zerstörung durch Freie Radikale. Jede unserer 70 Billionen Zellen wird täglich allein 10.000 Mal von diesen kleinen Raubrittern angegriffen. Bei ungesunder Ernährung, Missbrauch von Genussgiften, zu wenig Schlaf und zu viel Stress erhöhen sich die Angriffe um das achtfache auf 80.000. Dadurch altern unsere Zellen quasi schubweise bis zu 40-mal schneller.

Unter normalen Bedingungen, wenn unsere Körperzellen gesund und fit sind, kann sich unser Organismus gegen diese Raubritter gut wehren. Dabei helfen ihm die so genannten Antioxidanzien, zu denen das Provitamin A (Beta-Karotin) sowie die Vitamine C und E zählen. Sie neutralisieren die wilden Raubritter, setzen sie quasi schachmatt. Ein einziges Vitamin-E-Molekül kann 100 Freie Radikale unschädlich machen.

Normalerweise kann sich unser Körper gut gegen die kleinen, flinken Raubritter wehren. Doch bisweilen hat das körpereigenen Abwehrsystem Lücken. Wenn zum Beispiel Luftverschmutzung, Ozonbelastung, Umweltgifte, Medikamente oder Stress unser Abwehrsystem schwächen, dann haben die Raubritter freie Bahn. Mediziner

Kaltgepresste Öle wie Olivenöl sind ganz hervorragende Vitamin-E-Lieferanten.

sprechen in diesem Fall von »oxidativem Stress«. Anhaltender oxidativer Stress überfordert unser Immunsystem und führt im schlimmsten Fall zum Zelltod: Die Zellen blähen sich auf, platzen und ergießen sich über das angrenzende Gewebe, wo sie neue Schäden verursachen.

Oxidativer Stress durch Freie Radikale kombiniert mit einer unzureichenden Versorgung mit Antioxidanzien erhöht das Risiko für Erkrankungen des Herz-Kreislauf-Systems, gefährdet die Gewebezellen und Blutgefäße im Gehirn sowie die Netzhaut unserer Augen. Gerade im Hinblick auf altersbedingte Gehirnerkrankungen wie Alzheimer und Augenerkrankungen wie dem Grauen Star sollte wir genau auf eine ausreichende Zufuhr von Antioxidanzien über unsere Nahrung achten.

Unsere Vitalstoffe unterstützen sich gegenseitig bei der Abwehr Freier Radikaler. Wieder einmal gilt hier die Regel von Mutter Natur: Erst gemeinsam sind sie stark. Ist Vitamin E geschwächt von der Neutralisierung der Freien Radikalen, dann stellt Vitamin C ihm die fehlenden Elektronen zur Verfügung, um es wieder zu regenerieren. Lycopin (eine essenzielle Aminosäure), Karotinoide, Beta-Karotin und Coenzym Q 10 schützen das Vitamin E, Selen, Kupfer und Zink unterstützen es beim Abwehrkampf. Und bis auf das Coenzym Q 10 sind all diese Stoffe in Spirulina vorhanden.

Freie Radikale

In unseren Körperzellen wird die Energie aus der Nahrung in eine nutzbare Form gebracht. Bei diesen Stoffwechselvorgängen entstehen als Abfallprodukte – etwa so wie die Abgase beim Autofahren – aggressive Sauerstoffmoleküle. Diese Freien Radikalen haben chemisch gesehen ein Elektron zu wenig. Deshalb versuchen sie, dieses Defizit dadurch auszugleichen, dass sie den Zellen ein Elektron entreißen. Damit lösen sie eine Kettenreaktion aus, denn die Zelle versucht nun ihrerseits, einer anderen Zelle wieder ein Elektron abzujagen. Im Verlauf dieser Kettenreaktion werden ungesättigte Fettsäuren in der Zellmembran, Zell- und Eiweißstrukturen, ja sogar unser Erbgut geschädigt. Auch wenn die Freien Radikalen nur Sekundenbruchteile am Leben und auf Raubzug sind, reicht diese kurze Zeit doch, um lebenswichtige chemische Prozesse durcheinander zu bringen.

Vitamin E (Tocopherol)

Vor allem kaltgepresste Pflanzenöle enthalten viel Vitamin E. Einen hohen Vitamin-E-Gehalt haben auch Avocados, Erdnüsse, Mandeln und Walnüsse – und natürlich Spirulina. Erste Anzeichen für einen Vitamin-E-Mangel sind Müdigkeit und Leistungsschwäche, schlecht heilende Wunden, welke Haut und Altersflecken sowie nachlassende Sehkraft.

Folsäure und Biotin: gute Laune und schöne Haut

Ohne Folsäure gibt es keine Zellteilung. Das empfindliche Vitamin, dem schon kurzes Lagern und leichtes Erhitzen schaden, ist wichtig bei Stoffwechselprozessen, bei der Bildung der roten Blutkörperchen und der Übermittlung genetischer Informationen. Doch nicht nur für unser physisches Wohlbefinden ist Folsäure unverzichtbar. Zusammen mit Vitamin B12 und dem Eiweißbaustein Methionin sorgt es für psychisches Wohlbefinden und die Produktionen unserer Glückshormone. Rund 30 Prozent aller Patienten in der Psychiatrie haben einen viel zu niedrigen Folsäurespiegel im Blut.

Wie alle Vitamine ist Folsäure sehr vielseitig. Es gewinnt das Methionin, indem es den Arteriosklerose-Risikostoff Homocystein – der unsere Gefäße schädigen kann – umbaut. Und dies in atemberaubender Geschwindigkeit. Bis zu 100.000 Mal pro Sekunde passiert das in unserem Knochenmark. Wie alle Vitamine braucht auch Folsäure die Unterstützung der anderen. Vitamin B12 sorgt dafür, dass die Zellen ausreichend Folsäure speichern. Ohne B12 verlieren unsere Zellen Folsäure. Ergebnis: Die Psyche und unser Nervensystem leiden.

Biotin für Haut und Haar

Wahre Schönheit kommt von innen – diesen Satz haben Sie sicher schon öfter gehört. Doch was unsere Großmütter nur ahnen konnten, hat uns die Wissenschaft bewiesen. Keine Kosmetik dieser Welt kann für eine schöne glatte Haut und kräftiges glänzendes Haar mehr tun als unser Körper. Biotin, auch Vitamin H genannt, wird zum Teil durch Bakterien in unserem Darm produziert. Doch Alkohol, Medikamente, Fast Food und viele Diäten stören die Biotin-Produktion erheblich und entziehen dem Körper Biotin.

Biotin ist ein unverzichtbarer Bestandteil vieler Enzyme, die für die Stoffwechselprozesse in unseren Zellen wichtig sind. Es spielt eine große Rolle beim Auf- und Abbau von Fettsäuren,

Biotin

Eigelb ist reich an Biotin. Allerdings verhindert das Provitamin Avidin im rohen Eiklar die Aufnahme von Biotin im menschlichen Körper. Viel Biotin enthalten auch Champignons, Haferflocken, Hefe, Leber, Naturreis, Nüsse, Sardinen und Vollkorngetreide. Am meisten Biotin finden wir in Gelée royale, dem Futtersaft der Bienenköniginnen. Auch Spirulina enthält mehr Biotin als Möhren, Tomaten und viele andere Gemüse. Und im Gegensatz zu Biotin-Tabletten, die viele Frauen für die Schönheit von Haut, Nägeln und Haaren einsetzen, ist Biotin in unserer Mikroalge natürlich gebunden, umgeben von all den anderen Vitalstoffen, die im Zusammenspiel erst so richtig funktionieren und wirken.

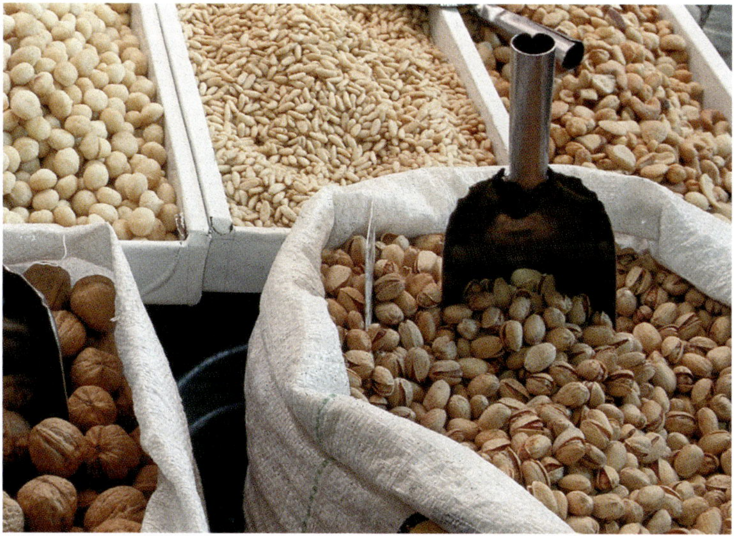

Biotin, das zum Beispiel reichlich in Nüssen vorhanden ist, sorgt für schöne Haut und gesundes Haar.

hebt den Blutzuckerspiegel an und ist damit auch die Versorgung unserer Nerven mit lebensnotwendiger Energie zuständig. Und Biotin sorgt dafür, dass auch in »Notzeiten« aus körpereigenen Reserven genügend Glukose (Blutzucker) für alle überlebensnotwendigen Funktionen bereit gestellt werden kann.

Glukose ist reine Energienahrung für unsere Nervenzellen und das Gehirn. Sinkt der Blutzuckerspiegel, werden wir müde, gereizt und ängstlich. Frauen können übrigens nur 300 Gramm Glukose in ihrem Körper speichern, 100 Gramm weniger als Männer. Deshalb werden Frauen schneller nervös, schlafen schlechter und haben öfter Depressionen. Meinen zumindest die Wissenschaftler.

Folsäure

Folsäure ist vor allem in dunkelgrünem Blattgemüse, Avocados, Eigelb, Möhren, Tomaten, Vollkornprodukten und – Sie denken es sich schon! – in Spirulina enthalten. Das sensible Vitamin ist extrem sauerstoff-, hitze- und lichtempflindlich. Schon kurzes Erhitzen senkt den Folsäuregehalt von Gemüse um 90 Prozent. Folsäuremangel führt zu Blutarmut und erhöht das Arteriosklerose-Risiko. Während der Schwangerschaft senkt Folsäure die Gefahr von Schädigungen des Embryos.

Mineralstoffe und Spurenelemente – Bausteine des Lebens

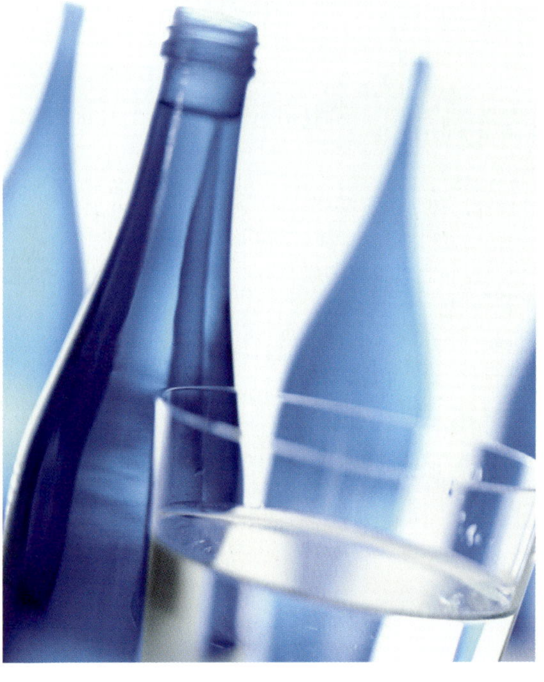

Die Mineralstoffe halten das lebenswichtige Wasser in unserem Körper. Würden sie das nicht tun, würden wir austrocknen – egal, wie viel wir trinken.

Mineralstoffe und Spurenelemente sind die Energieträger und Grundbausteine unserer Zellen. Sie regulieren und aktivieren den Stoffwechsel, erhalten unsere körperliche und geistige Fitness und sind an Schutz- und Immunprozessen unseres Körpers maßgeblich beteiligt. Ohne Mineralstoffe würden wir austrocknen, egal, wie viel Flüssigkeit wir trinken. Denn die Mineralstoffe halten das lebensnotwendige Wasser in unserem Körper. Immerhin besteht der erwachsene Mensch zu fast 60 Prozent aus Wasser. Es ist ein wichtiger Bestandteil von Blut, Lymphflüssigkeit und Verdauungssäften und Hauptbestandteil unserer Muskeln. Wasser löst feste Bestandteile der Nahrung wie Zucker und Salz sowie einen Teil der Vitamine und Mineralstoffe und bringt die gelösten Vitalstoffe zu den Zellen. Ist es nicht faszinierend, wie perfekt unser Organismus zusammenarbeitet?

Mineralstoffe sind an der Produktion von Blut- und Muskelfaserstoffen beteiligt, am Aufbau von Knochen, Zähnen, Bindegewebe und Zellen. Viele Enzyme funktionieren außerdem nur mit der tatkräftigen Unterstützung ihres ganz speziellen Spurenelements. Übertreiben wir dann, wenn wir diese tatkräftigen Vitalstoffe die Bausteine unseres Lebens nennen?

Im Idealfall sind Mineralstoffe und Spurenelemente in unserem Körper in einem ausgewogenen Gleichgewicht vorhanden. Wenn die Zufuhr eines Stoffes zu stark erhöht wird, kann sich die Aufnahme eines anderen verringern. Deshalb: Greifen Sie nicht einfach einseitig zu einem Mineralpräparat, damit kann Ihr Körper nichts anfangen. Die unkontrollierte Einnahme einzelner künstlich hergestellter Mineralstoffe kann mehr schaden als nützen. Denn auch hier gilt die alte Natur-Regel: Die rechte Dosis macht das Heilmittel.

Natürliche, von Mutter Natur perfekt zusammengestellte Produkte wie Spirulina enthalten alle lebenswichtigen Mineralstoffe, Spurenelemente und Vitamine in einem Verhältnis, das die gegenseitigen Wechselwirkungen der Mineralien und Spurenelemente nicht negativ beeinflusst. Und das in einer Form, die es unserem Körper ermöglicht, all diese Vitalstoffe optimal zu verwerten. Denn die ungeheuere Kraft von Spirulina hängt nicht allein von den über 50 einzelnen Vitalstoffen und den mehr als 2.000 Enzymen ab, sondern liegt in der synergetischen Wirkung all dieser Stoffe zusammen. Das heißt: Die Vitalstoffe wirken besser, stärker und effizienter, wenn sie im richtigen Verhältnis zusammen spielen können. Es ist wie bei einer Fußballmannschaft: Ein oder zwei Spitzenspieler machen noch keine Weltmeister-Elf. Allein können sie wenig ausrichten. Erst im Team, im Zusammenspiel mit ihren Kameraden, wird aus ihnen eine schlagkräftige Mannschaft. Vitamine und Mineralstoffe allein richten wenig aus. Gemeinsam, unterstützt von den richtigen Kameraden, sind sie jedoch unschlagbar.

Chelatierte Mineralstoffe

Um ihre Wirkung voll entfalten zu können, müssen Mineralstoffe unserem Körper in der Verbindung mit Eiweißmolekülen zugeführt werden. Diese segensreiche Verbindung bringt nur die Natur auf dem Weg der Photosythese zustande. Spirulina produziert mit Hilfe von Sonnenlicht und Wasser Nährstoffe: Proteine (Eiweiße), Vitamine, Mineralstoffe und Spurenelemente. Diese Verbindungen bilden die Grundlage für höchst aktive, stoffwechselfreudige Moleküle, die mit Ehrgeiz in unser Blut drängen, um all unsere Körperzellen mit Leben zu erfüllen.

Mineralstoffe

Wissenschaftlich gesehen sind die Spurenelemente auch Mineralstoffe, die aber nur in kleinen Spuren in unserem Körper vorkommen. Zu den »großen« Mineralstoffen, auch Mengenelemente genannt, gehören Kalzium, Kalium, Magnesium und Phosphor. Als Spurenelemente bezeichnen wir u.a. Chrom, Eisen, Fluor, Jod, Selen und Zink. Mineralstoffmangel führt zu einer Störung unseres Säure-Basen-Haushalts, zu Nervosität, Vergesslichkeit und Muskelkrämpfen.

Kalzium reguliert den Stoffwechsel und ist wichtig für Knochen und Zähne. Es baut nicht nur unser Knochengerüst auf, sondern hält es auch zusammen und beugt damit der Osteoporose vor. Es reguliert die Immunabwehr sowie die Blutgerinnung, ist unersetzlich für die aktive Muskelarbeit, stabilisiert die Zellmembranen und schützt dadurch vor Allergien. Kalzium beugt Herz- und Kreislauferkrankungen vor, unterstützt die Nebennieren bei der Hormonproduktion und beschleunigt die Wundheilung.

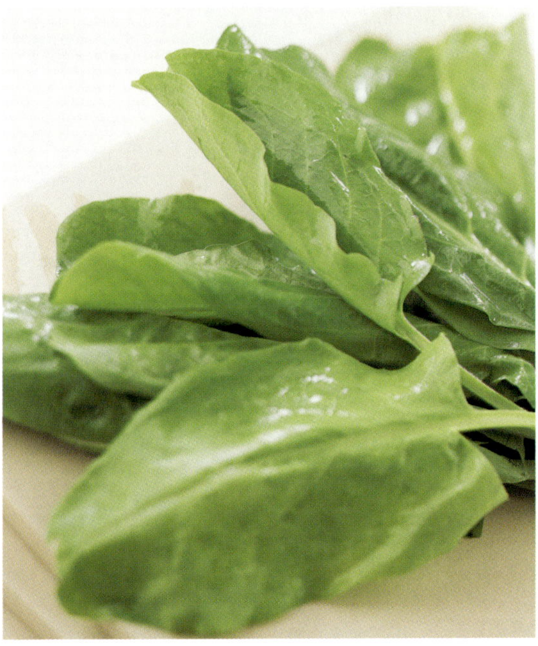

Kalium sorgt für den Transport von Nährstoffen durch die Zellmembran, reguliert den Wasserhaushalt unseres Körpers, unterstützt unser Nervensystem, den Blutdruck und Herzschlag. Kaliummangel führt zu Muskel- und Antriebsschwäche, Herzrhythmusstörungen und in extremen Fällen sogar zum Herzstillstand.

Magnesium wird oft auch als Anti-Stress-Mineral bezeichnet. Es aktiviert rund 300 Enzyme, die vor allem für den Eiweißstoffwechsel zuständig sind. Ohne Magnesium könnten unsere Muskeln nicht arbeiten. Aber: Magnesium und Kalzium müssen in einem ausgewogenen Gleichgewicht stehen. Einfach ausgedrückt ist Kalzium zuständig für die Anspannung, Magnesium für die Entspannung. Stimmt ihr Verhältnis zueinander nicht, kommt es zu Muskelkrämpfen. Magnesiummangel führt außerdem zu Herz-Kreislauferkrankungen und kann die Entstehung einiger Krebsarten begünstigen.

Eisen ist ein wesentlicher Bestandteil unserer roten Blutkörperchen. Seine Hauptfunktion ist der Transport von Sauerstoff zu den Organen und die Stärkung unseres Immunsystems. Bei

Grünes Blattgemüse hat einen hohen Eisengehalt und trägt damit seinen Teil zur Stärkung unseres Immunsystems bei.

Eisenmangel kommt es schnell zu Blutarmut (Anämie), Müdigkeit, Blässe, chronischen Durchfällen und Haarausfall. Die meisten natürlichen, unbehandelten Lebensmittel enthalten Eisen. Verstärkt findet man es in Eiern, Fisch, Fleisch, grünem Blattgemüse und Vollkornprodukten.

Chrom hat einen positiven Einfluss auf den Kohlenhydrat- und Fettstoffwechsel. Damit beugt dieses Spurenelement den gefürchteten Zivilisationskrankheiten Diabetes, Arteriosklerose und Herzinfarkt vor. Es aktiviert die Enzyme, fördert die Bildung von Muskelgewebe, gleicht Blutzuckerschwankungen aus und ist wichtig für den Stoffwechsel von Cholesterin, Fett und Eiweiß. Chrommangel kann neben den bereits erwähnten Zivilisationskrankheiten zu Wachstumsstörungen, Fettsucht und zu einer Unverträglichkeit von zuckerhaltigen Speisen und Getränken führen.

Germanium aktiviert die Sauerstoffaufnahme und beugt damit degenerativen Erkrankungen und Schlaganfällen vor. Es schützt unseren Körper vor Schwermetallen wie Cadmium oder Quecksilber und kann schmerzlindernd wirken. In der Naturheilkunde wird es schon seit längerer Zeit unter anderem bei Krebserkrankungen und chronischen Leiden wie Rheuma eingesetzt.

Mineralien und Spurenelemente in Spirulina (mg/kg)

Kalzium	4.300	Zink	32
Kalium	9.200	Kupfer	7,5
Magnesium	3.500	Mangan	31
Eisen	700	Chrom	1,5
Phosphor	8.200	Selen	< 1
Natrium	7.200	Germanium	6

Selen schützt als Antioxidans unsere Zellen und wird in vielen Kliniken heute schon in der Krebstherapie eingesetzt. Es hilft, die Nebenwirkungen der Chemotherapie zu mildern. Selenmangel kann zu Herzerkrankungen und hohen Cholesterinwerten führen. Selen arbeitet mit Vitamin E zusammen und unterstützt den Körper bei Stress, erhöhter Ozonbelastung und bei starker UV-Bestrahlung.

Ohne **Zink** hätten es unsere Enzyme bei ihrer täglichen Arbeit sehr schwer. Es unterstützt das Immunsystem, ist an der Bildung von Antikörpern beteiligt und unentbehrlich für den Aufbau roter und weißer Blutkörperchen. Alle Infektionen, die auf eine geschwächte Immunabwehr zurück zu führen sind, können durch Zink positiv beeinflusst werden.

2075 gute Gründe für Spirulina

Nur der Mensch versucht, seine Nahrung zu kochen und zu verändern…
Nur der Mensch leidet an den meisten gesundheit-lichen Beschwerden…
Der Grund dafür ist, dass der Mensch Nahrung nicht so zu sich nehmen will, wie Gott sie geschaffen hat.

Sai Baba

Unmöglich, werden Sie sagen. Das alles soll in einer winzig kleinen, gerade mal 0,3 Millimeter großen Spirulina-Alge sein: Über 50 Vitalstoffe, über 2.000 lebensnotwendige Enzyme, alle acht essenziellen sowie zehn nichtessenzielle Aminosäuren, zwei essenzielle Fettsäuren, die Nukleinsäuren RNS und DNS und als Sahnehäubchen Karotinoide, Chlorophyll und Phykozyan? Glauben Sie es ruhig – Spirulina enthält die ganze Palette der für unseren Organismus lebensnotwendigen Vitalstoffe in hoch konzentrierter und harmonisch aufeinander abgestimmter Form.

Fettsäuren – dieser Name klingt nicht gerade viel versprechend. Versuchen wir etwa nicht ständig, kein Fett anzusetzen und möglichst wenig Fett zu essen? Und da sollen wir unseren Körperzellen zusätzliche Fettsäuren liefern? Ja, denn unser Körper braucht vor allem die ungesättigten Fettsäuren. Sie liefern Energie, schützen unsere inneren Organe und steuern viele Körper- und Stoffwechselfunktionen. Gleichzeitig helfen sie bei der Aufnahme der Vitamine A, D, E und K. Deshalb bezeichnet man diese Vitamine als fettlöslich.

Gamma-Linolensäure gehört zu den für uns wichtigsten Fettsäuren. Sie macht unsere Haut streichelzart und elastisch, verbessert die Hautstruktur und kann Entzündungen der Gelenke verhindern – so auch die schmerzhafte rheumatische Arthritis. Bei Neugeborenen ist sie maßgeblich am Aufbau des Immunsystems beteiligt. Nur wenige Nahrungsmittel enthalten Gamma-Linolensäure in nennenswerter Konzentration. Dazu gehören außer der Muttermilch – die uns ja nicht all zu lange zur Verfügung steht – noch das Pflanzenöl von Borretsch und Nachtkerzen und – natürlich – Spirulina.

Fettsäuren

Fettsäuren werden in drei Gruppen unterteilt: Gesättigte, einfach und mehrfach ungesättigte Fettsäuren. Bestimmte Fettsäuren kann der Körper selbst bilden, andere, die so genannten essenziellen Fettsäuren, müssen wir ihm über die Nahrung zuführen. Gesättigte Fettsäuren kommen hauptsächlich in Butter, Schmalz und fetten Wurstsorten vor. Die anderen beiden Gruppen findet man vor allem in kaltgepressten Pflanzenölen wie Oliven- und Rapsöl. Haben wir zu viele gesättigte Fettsäuren in unserem Organismus, kann dies das Herzinfarkt-Risiko erhöhen.

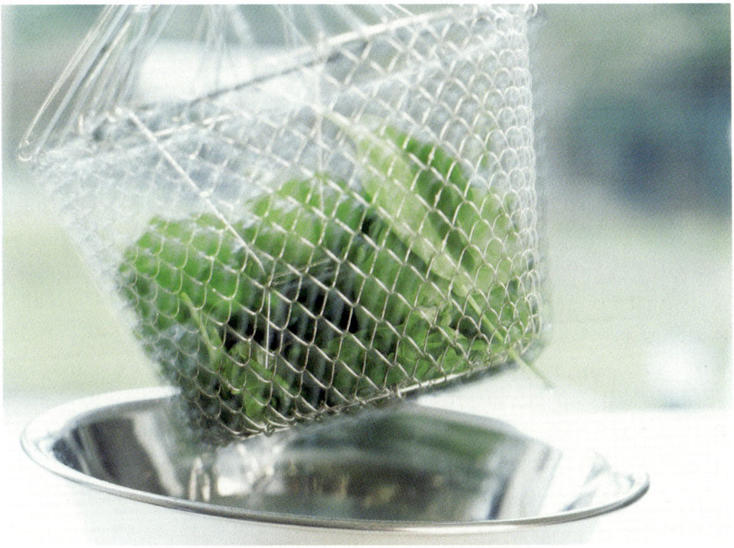

Zur Erhaltung der Vitamine und Mineralstoffe ist es wichtig, die Lebensmittel nicht zu lange zu wässern oder zu kochen.

Haben Sie sich schon gefragt, warum man Spirulina auch Blaugrünalge nennt? Nun, sie verfügt über die beiden Pflanzenfarbstoffe (Pigmente) Chlorophyll (grün) und Phykozyan (blau). Dies hat Mutter Natur nicht gemacht, damit die kleinen Mikroalgen schöner aussehen! Nein, die Pigmente ermöglichen erst die Photosynthese. Und für uns Menschen hat das einen positiven Effekt: Chlorophyll wirkt in unserem Körper blutbildend. Es stärkt unsere Abwehrkraft und hilft unseren Organen sich zu regenerieren. Phykozyan stärkt das Immunsystem ebenfalls und kann damit zur Hemmung von Immunschwächekrankheiten beitragen.

Kochen zerstört Nährstoffe

Je intensiver unsere Lebensmittel behandelt werden, desto größer ist ihr Verlust an Vitalstoffen. Salate, die regelrecht »gewässert« werden, verlieren dabei einen Großteil ihrer wasserlöslichen Vitamine. Gemüse büßt beim Kochen bis zu 75 Prozent Vitamin B1, B2, C und Folsäure ein. Außerdem landen knapp die Hälfte der Mineralstoffe und Karotinoide im Kochwasser. Raffinierter, also geschälter und polierter Reis, enthält bis zu 95 Prozent weniger Mineralstoffe und Spurenelemente als Vollkornreis. Und Fisch in Dosen hat 70 Prozent seiner B-Vitamine verloren. Spirulina hingegen wird beim Trocknen lediglich Wasser entzogen, die wertvollen Vitalstoffe bleiben ihr erhalten.

Schön und schlank mit Spirulina

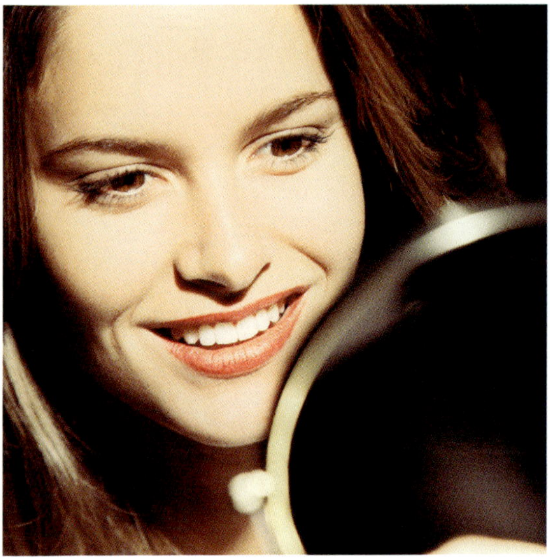

Spieglein, Spieglein an der Wand – wer ist die Schönste im ganzen Land? Schönheit ist zum Glück nur auf den ersten Blick wichtig. Wahre Schönheit kommt von innen.

Wenn eine gute Fee drei Wünsche für Sie in Erfüllung gehen lassen würde – wäre dann ein Wunsch: »Ich will schön sein, ich will schlanker sein?« Anzunehmen, denn gutes Aussehen ist für die meisten Menschen heute fast schon ein Lebensziel. Aber was ist »schön«?

Vor Tausenden von Jahren wurde die heutige Modelfigur beileibe nicht als Ideal angesehen. Zu dünn, keine Reserven für Notzeiten, nicht alltagstauglich. Ein dicker Körper und dichtes Haar galten damals als Schönheitsideal, waren sie doch äußere Zeichen für Fruchtbarkeit und Gesundheit. Immer wieder taucht im Lauf der Menschheitsgeschichte diese »Ur-Mama« als weibliches Ideal auf. Heute hat sie ausgedient.

In Zeiten des Überflusses gelten jedoch anderen Kriterien. Der moderne Mensch assoziiert Erfolg, Intelligenz und Gesundheit mit Attraktivität. Mollige Menschen gelten daher als passiv, unintelligent und erfolglos. Eine Analyse von Werbespots kam kürzlich zu folgendem Ergebnis: Der Idealmensch in der Werbung hat braune bis schwarze Haare, sein Alter liegt zwischen 20 und 30 Jahre und – er ist schlank.

Ein Trost für alle Nicht-Models: Eine perfekte Figur allein reicht nicht aus, um attraktiv zu sein. Innere Werte wie Wärme, Intelligenz, Charakter und Ausstrahlung sind gefragt. Zu diesem Resultat kam eine Studie der University of Central Florida. 100 Männer und Frauen mussten die Attraktivität von neun ihnen bis dahin unbekannten Damen bewerten. Fast alle Versuchspersonen fanden zunächst die schlankeren Frauen attraktiver. Nachdem sie die Damen kennen gelernt hatten, bekamen die Frauen mit den weniger optimalen Figuren die besseren Noten.

Schönheit kann man essen

Die Grundlage unserer Gesundheit ist eine ausgewogene Ernährung, die alle lebenswichtigen Vitalstoffe enthält. Unser biologisches Alter, das uns jünger oder älter aussehen lässt, hängt von der Funktionsfähigkeit unserer Zellen ab. Ob unsere Haut frisch und elastisch wirkt, das hängt vom Zustand des Bindegewebes ab, das alle Zellen unseres Körpers verbindet. Daher sein Name. Unsere Gesundheit basiert wie wir wissen auf der perfekten Kommunikation unser Zellen und Organe. Sie funktioniert auf elektro-chemischem Weg über das Bindegewebe. Jeder Nährstoff, aber auch alle Abfall- und Schlackenstoffe, werden über diese Gewebebahnen transportiert. Falsche, einseitige Ernährung und ein Mangel an lebenswichtigen Vitalstoffen führt dazu, dass die Elastizität des Bindegewebes nachlässt. Resultat: Die Organe werden nur noch mit einem Teil der notwendigen Nährstoffe versorgt. Chronische Krankheiten können entstehen, der Mensch sieht müde, abgekämpft und krank aus. Die Haut wirkt fahl und schlaff, die Haare stumpf und glanzlos. Dabei ist es so einfach, mit nur dreimal zwei Tabletten Spirulina täglich Gesundheit und Schönheit zu bewahren.

Dennoch: Eine neue Diät auf der Titelseite lässt immer noch die Auflage jeder Zeitung und Zeitschrift in die Höhe schnellen. Vor allem im Frühling haben die so genannten Crash-Diäten Hochkonjunktur, steigt der Verkauf von Schlankheitspillen, die Fastenkliniken sind ausgebucht. Dabei ist längst wissenschaftlich bewiesen: Einseitige Diäten vergrößern langfristig das Gewichtsproblem.

»Mens sana in corpore sano«, sagten die alten Römer und meinten damit, dass nur in einem gesunden Körper ein gesunder Geist wohnen könne. Langsam kommt auch die moderne Wissenschaft wieder zu dieser ganzheitlichen Betrachtungsweise des Menschen zurück. Nur wenn wir, das heißt alle unsere 70 Billionen Körperzellen, gesund, vital und voller Lebensfreude sind, dann haben wir auch eine schöne Ausstrahlung. Wahre Schönheit kommt in der Tat von innen. Und jede noch so teure Kosmetik kann nie mehr sein als schöne Dekoration.

Fühlen Sie sich wohl in Ihrer Haut

Viele Menschen, vor allem Frauen, betrachten ihre Haut nur aus dem kosmetischen Blickwinkel. Doch unsere Haut ist weit mehr als »nur« eine schöne Hülle. Mit fast zwei Quadratmetern Fläche ist sie das größte Organ des menschlichen Körpers und muss eine Vielzahl von lebenswichtigen Aufgaben erfüllen. Zunächst einmal schützt sie unseren Körper vor übermäßigem Feuchtigkeitsverlust und vor Verletzungen. Außerdem fungiert sie als Abwehrschild gegen Viren, Pilze, Bakterien, und Parasiten. Bestimmte Immunzellen sind in der Haut ebenso reichlich vertreten wie im Blut.

Über die Haut regelt der Körper seine »Betriebstemperatur«. Wenn die Temperatur in unserem Inneren zu stark ansteigt, sondern die Schweißdrüsen in der Haut eine Flüssigkeit ab. Beim Verdunsten auf der Haut wird damit dem Körper Wärme entzogen. Bei Kälte veranlassen die Temperatursensoren in der Haut eine Verengung der Blutgefäße, um ein Abkühlen des Bluts an der Oberfläche zu verhindern. Bei Hitze werden die Gefäße erweitert und können somit überschüssige Wärme abstrahlen.

Salze und andere Abfallstoffe kann unser Körper über die Haut entsorgen. Gleichzeitig ist sie in der Lage, fettlösliche Substanzen aufzunehmen und ins Körperinnere zu transportieren. Und – als feingesteuertes Sinnesorgan liefert die Haut uns wichtige Informationen über unsere Umwelt. In Sekundenbruchteilen teilt sie uns mit, ob ein Gegenstand spitz, rau, heiß oder kalt ist. Liebevolles Streicheln löst Gänsehaut und Entspannung aus, Nervosität dagegen Juckreiz. Wie wohl wie wir uns in unserer Haut fühlen, das verrät unser Aussehen jedem kritischen Betrachter auf den ersten Blick.

Die Haut

Unsere Haut besteht aus drei Schichten. Die äußerste, einen Viertel Millimeter dicke Schicht ist die Oberhaut, lat. Epidermis. Hier befinden sich die Pigmentzellen, die auf Lichtreize mit der Bildung des Hautfarbstoffs Melanin reagieren, aber auch die Immunzellen zur Abwehr von Eindringlingen. Die mittlere Schicht, die Lederhaut, ist zwei Millimeter dick und besteht aus festem Bindegewebe. Sie ist der Sitz der Schweiß- und Talgdrüsen sowie der Haarwurzeln. Ganz unten liegt die Unterhaut aus mehr oder weniger großen Fettzellen, die von Bindegewebssträngen, Nerven, Lymph- und Blutgefäßen durchzogen ist. Diese Schicht nutzt der Körper als isolierende Thermoschicht sowie als Kaloriendepot für schlechte Zeiten.

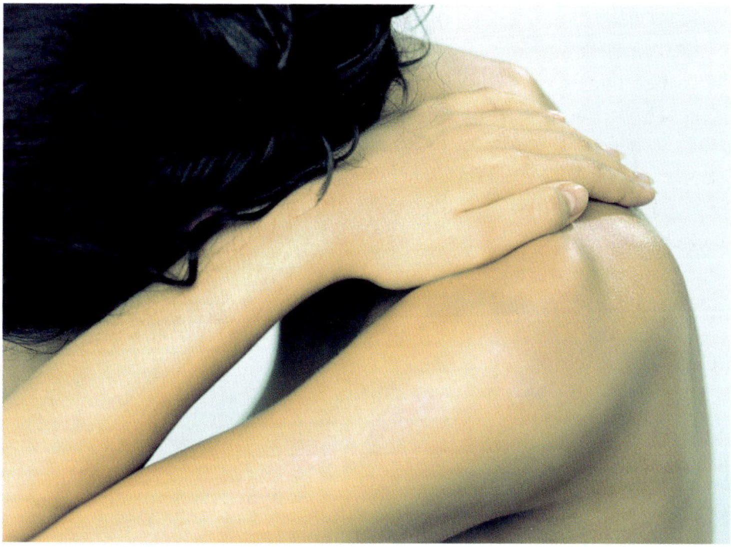

Die Haut ist unser größtes Organ und schützt unseren Körper vor hohem Feuchtigkeitsverlust, Verletzungen und Eindringlingen wie Bakterien und Pilzen.

Rund ein Viertel unseres Bluts zirkuliert in der Haut und liefert ihr alles, was für den Aufbau junger und aktiver Zellen notwendig ist: Sauerstoff, energiespendende Kohlenhydrate, Aminosäuren, Fettstoffe (sog. Lipide) und die lebenswichtigen Vitalstoffe. Ob unsere Haut prall und jugendlich oder alt und schlaff wirkt, hängt davon ab, wie gut und regelmäßig wir sie ernähren. Die kollagenen und elastischen Fasern in der Lederhaut werden durch Mangelernährung und ungünstige Umwelteinflüsse spröde, können weniger Wasser speichen und die Haut verliert an Elastizität und Festigkeit.

An der Grenze zwischen Leder- und Oberhaut liegt die Keimschicht, in der die jungen Keratin-, Pigment- und Immunzellen gebildet werden. Hier entstehen am laufenden Band neue Zellen, rund zwei Milliarden am Tag. Im Lauf von 28 Tagen wandern sie zur Hautoberfläche und verlieren dabei ihren Zellkern. Als flache, tote Keratinschuppen bilden sie schließlich die sichtbare Hautoberfläche, die Hornschicht.

Gute Hautpflege, kombiniert mit einer vitalstoffreichen Ernährung, ist Gesundheitspflege. Darin sind sich heute Hautärzte, Kosmetikerinnen und Kosmetikhersteller einig. Eine liebevolle Behandlung dankt unsere Haut nicht nur mit strahlendem Aussehen, sondern mit der Erfüllung all ihrer vielfältigen, für unseren Körper so lebenswichtigen Funktionen.

Wie die Haut, so das Haar

Auch der Mensch trägt wie alle anderen Säugetiere ein Haarkleid. Unser Fell besteht allerdings in der Regel lediglich aus wenigen, meist sehr feinen Haaren. Nur auf dem Kopf, unter den Armen, im Genitalbereich und in Männergesichtern wächst dichteres Haar. Unsere Körperhaare sind oft so dünn, dass man sie nur erkennt, wenn wir eine Gänsehaut bekommen. Dann ziehen sich die kleinen Muskeln am Grund jedes Haares zusammen – sei es vor Schreck oder bei Kälte – und stellen damit die Haare auf. Eine alte Gewohnheit aus frühen Tagen der Evolution. Gesträubte Haare lassen ein Tier größer und gefährlicher erscheinen. Beim Menschen hat diese Reaktion ihren abschreckenden Sinn längst verloren.

Wissenschaftlich gesehen ist das Kopfhaar ein biegsamer, 0,1 Millimeter

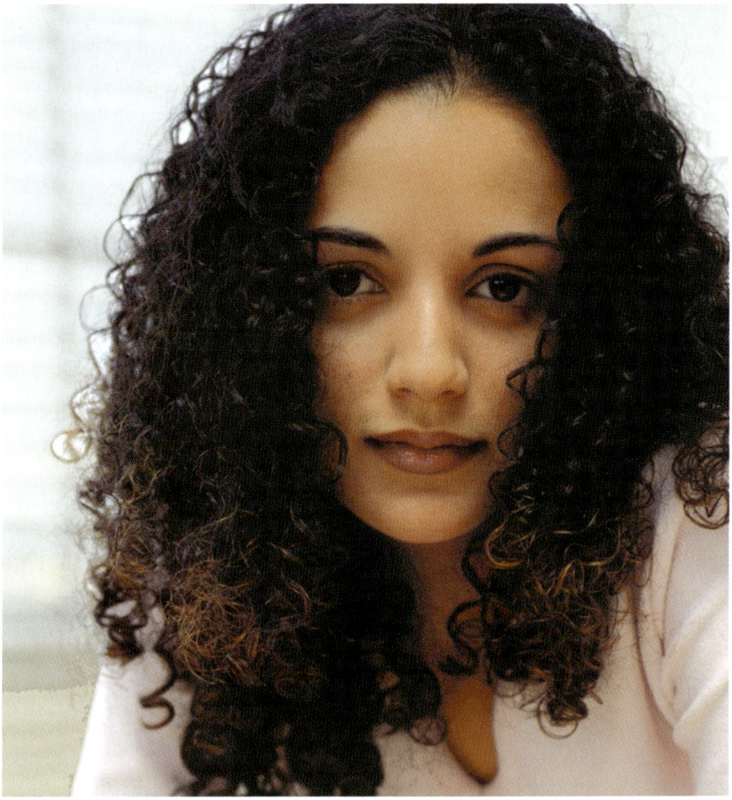

Das Haar gilt seit Jahrtausenden als Kopfschmuck. Es ist aber nicht nur schön anzusehen, sondern schützt unser Gehirn vor zu starker Sonneneinwirkung.

dünner, sehr fester und elastischer Hornfaden. Er wächst täglich 0,3 bis 0,4 Millimeter, also etwa einen Zentimeter pro Monat. Erwachsene haben zwischen 100.000 und 150.000 dieser Hornfäden auf dem Kopf, deren biologische Aufgabe es ist, unser Gehirn vor zu starker Sonneneinwirkung zu schützen. Ästhetisch gesehen ist gepflegtes, glänzendes Haar seit Jahrtausenden ein überaus attraktiver Kopfschmuck.

Ob wir von Natur aus blondes, braunes oder pechschwarzes Haar haben, das hängt von den Farbstoffkörnchen, den Melaninen in unseren Haaren ab. Das Mischungsverhältnis der Melanine bestimmt unsere ganz persönliche Haarfarbe. Mit zunehmendem Alter wird unser Haar zum großen Ärger der meisten Menschen weiß. Die Melaninproduktion lässt nach, in den Haaren werden keine Farbkörnchen mehr eingelagert und gleichzeitig gelangt Luft in den Haarschacht. Alles auftreffende Licht wird nun komplett reflektiert, das Haar erscheint weiß.

Die besten Voraussetzungen für schöne Haare sind eine ausgewogene Ernährung mit einem hohen Anteil an Aminosäuren, Biotin, Vitaminen der B-Gruppe und Vitamin E. Dazu wenig Stress und ausreichend Schlaf. Vitamin C und E sowie Selen – glorreiche Antioxidanzien – halten den Haarboden gesund, Zink und Vitamin B6 sind wichtige Baustoffe für die feinen Faserschichten.

Ob Haare glatt oder lockig, dick oder dünn sind, das ist genetisch bedingt. Ob sie kraftvoll schimmern und seidig glänzen – nun, das liegt daran, wie gut wir sie mit Vitalstoffen versorgen. Bekommt unser Haar von innen keine Nährstoffe, dann helfen auch all die teuren Shampoos, Spülungen, Intensiv-Kuren und Glanz-Lotions wenig. Ihr Haar braucht keinen chemischen Schutz, denn seine eigentliche Aufgabe ist der Schutz des Menschen vor Nässe und Kälte. Glanz, Fülle und seidigen Schimmer können nur Sie ihm verleihen – am einfachsten mit Spirulina-Produkten.

Die Haare

Haare bestehen aus verhornten Zellschichten der Haut, die wie an einem Faden aufgereiht sind. Sie bestehen aus dem Haarschaft, der Haarwurzel und der Haarzwiebel. Der Haarschaft ragt aus der Oberhaut heraus und ist in drei verschiedene Schichten aufgebaut: In der Mitte befinden sich die Markzellen, die von der zweiten Schicht, der Faserschicht aus verhornten Faserzellen, umhüllt werden. In der Faserschicht befinden sich die Farbpigmente, die Melanine. Geschützt wird die Faserschicht durch eine durchsichtige Schuppenschicht, die wie ein Tannenzapfen aufgebaut ist. Stehen die Schuppen dieser Schicht ab, dann wirkt das Haar matt und stumpf. Liegen die Schuppen an, leuchten die Farbpigmente kräftig durch.

Grünes Gold für unsere Haut

Die Kosmetikbranche hat Spirulina längst entdeckt: »Ganzkörperkosmetik« heißt die Zauberformel für schöne gesunde Haut und Haare als Ausdruck unseres inneren Wohlbefindens. Die wertvollen Inhaltsstoffe der kleinen Power-Alge wirken in der Kombination von Nahrungsergänzung mit einem Pflegesystem auf natürlicher Basis doppelt gut. Spirulina-Kosmetik bietet Schutz und Pflege für alle Hauttypen – ohne schädliche Zusatzstoffe, ohne Mineralöl oder Parafin, ohne Allergien auslösende Emulgatoren.

Die Sehnsucht des Menschen, der eigenen äußeren Anziehungskraft durch schönheitsfördernde Mittelchen nachzuhelfen, ist Jahrtausende alt. Das Ägypten der Pharaonen schätzte schon duftende Öle, das alte Rom war bekannt für allerlei Salben und Cremes, die Damen der Renaissance waren Meisterinnen farbiger Tinkturen. Heute werden in Deutschland monatlich pro Person zwischen 10 und 40 Euro für Kosmetikprodukte ausgegeben, der Jahresumsatz der Kosmetikindustrie beträgt rund 10 Milliarden Euro. Damit ist Deutschland Spitzenreiter in Europa.

Was geht in unserer Haut eigentlich vor, wenn wir sie salben und cremen? Kann man Falten wegcremen, Orangenhaut verschwinden lassen? Dermatologen und Kosmetikhersteller sind sich nicht darüber einig, wie wirksam Kosmetikprodukte tatsächlich sind. Obwohl die Haut zugänglich ist wie kein anderes Organ, gibt sie der Wissenschaft immer noch Rätsel auf. Fest steht: In der Keimschicht der Oberhaut kann es mit zunehmendem Alter zu Engpässen in der Sauerstoff- und Nährstoffversorgung kommen.

Schönheitspflege in der Antike

Schon die reichen Römerinnen ließen sich ihre Schönheit etwas kosten – selbst auf die Gefahr hin, damit ihre Gesundheit zu ruinieren. Gesichtscremes enthielten oft giftige Quecksilberverbindungen. Ovid, der große antike Dichter, beschreibt eine Faltencrememaske aus Honig, libyscher Gerste, Narzissenzwiebeln und dem zerstoßenen Geweih eines Hirschbocks. Auch die Unzufriedenheit mit der eigenen Haarfarbe ist keine Erscheinung der Neuzeit. Zu Cäsars Zeiten benutzten die Damen aggressive Bleichmittel oder dunkle Tönungen aus Blutegeln und Essig, um ihre Haare zu färben. Sie führten oft zu Haarausfall – und bescherten den ersten Perückenmachern reichlich Kundschaft.

Cellulite

Cellulite, wie die Orangenhaut in der Fachsprache heißt, ist leider nur ein Frauenproblem. Dafür gibt es einen ganz einfachen Grund: Bei Frauen ist das Bindegewebe von Natur aus weicher als bei Männern. Falsche Ernährung, zu wenig Bewegung und ein träger Stoffwechsel sind dafür verantwortlich, dass der weibliche Körper einen Teil der Schadstoffe, Säuren und Gifte, die er eigentlich ausscheiden muss, als Schlacken im Bindegewebe ablagert. So entsteht an Hüften, Schenkeln und Oberarmen die unschöne Orangenhaut mit ihren typischen Dellen.

Dagegen kann man mit vitalstoffreicher Ernährung von innen und durch Cremes auch von außen etwas tun. Falten verschwinden dadurch nicht ganz, auch die Orangenhaut bekommt »nur« ein besseres Erscheinungbild. Aber die Haut wird gesünder, sieht frischer und straffer aus. Und das ist doch ein wunderschöner Erfolg.

Kosmetische Billig-Präparate müssen, um wettbewerbsfähig zu bleiben, lange haltbar sein, eine intensive Farbkonsistenz haben und können aus Preisgründen keine teuren Substanzen beinhalten. Die meisten Cremes und Lotionen basieren auf Emulgatoren auf der Basis von Polyethylenglykolen, die den Wasserverlust der Haut erhöhen und längerfristig zu einem Austrocknen führen. Bei einem Test von 38 Haarshampoos fand die Zeitschrift Öko-Test krebsverdächtiges Formaldehyd und ungesunde halogen-organische Verbindungen. Über zwei Drittel der Produkte enthielten künstliche Duftstoffe, die sich im Körper anreichern können.

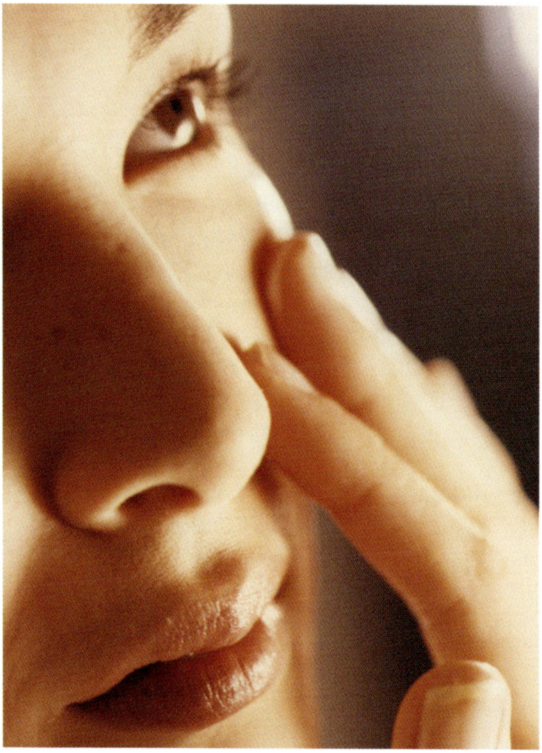

Die Haut gibt der Wissenschaft immer noch Rätsel auf. Fest steht aber: Mit den richtigen Cremes und einer ausgewogenen Ernährung können Sie von innen und von außen etwas für Ihre Schönheit und Gesundheit tun.

Nur die richtige Pflege hilft der Haut

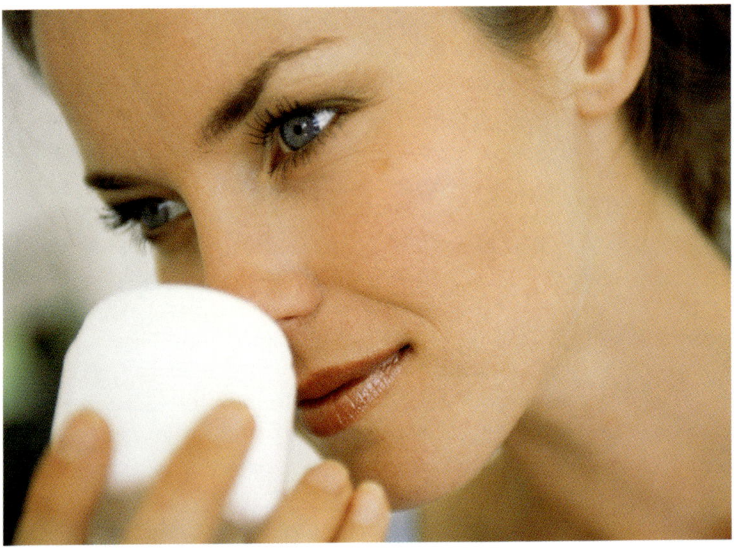

Dank Spirulina können wir unsere Haut ganz ohne chemische Zusätze mit Vitalstoffen versorgen.

Das blaugrüne Kraftpaket Spirulina bietet sich ganz ohne chemische Zusätze zur Schönheitspflege von innen und von außen an. Denn Spirulina hat nicht nur auf dem Gebiet der Nahrungsergänzungsmittel neue Maßstäbe gesetzt, mit Spirulina ist auch ein neues Zeitalter in der Kosmetik angebrochen. Spirulinas Vielfalt an Vitalstoffen und Antioxidanzien hilft der Haut, den natürlichen Alterungsprozess zu verlangsamen, hält sie jung und gesund. Die Natur gibt uns alles, was unsere Haut frischer und strahlender macht. Deshalb: Pflegen Sie Ihre Haut mit den Schätzen der Natur!

Das Eiweiß von Spirulina wird von der Haut besonders leicht aufgenommen. Die 17 Aminosäuren – allen voran das Lysin – schützen die Hautoberfläche vor Verschmutzung und regen die Regeneration der Kollagenfasern in der mittleren Hautschicht an. Hinzu kommt der hohe Beta-Karotin-Gehalt von Spirulina. Sie erinnern sich – Beta-Karotin hilft der Hautoberfläche, sich gegen den Angriff von Freien Radikalen zur Wehr zu setzen. Ob Reinigung, Pflege oder Aufbau – die nährstoffreiche Mikroalge ist einfach ideal zur Schönheitspflege.

Wer die wirkungsaktiven Vitalstoffe von Spirulina für seine Hautpflege nutzen wollte, musste bis vor kurzem zum Kosmetikfachmann werden und sich seine Cremes und Masken selbst anrühren. Inzwischen gibt es endlich auch in Deutschland qualitativ extrem hochwertige Kosmetikserien auf der Basis der nährstoffreichen Mikroalge. Aus Überzeugung verzichten die Hersteller auf Substanzen von toten Tieren. Zwei unabhängige dermatologische Institute haben Spirulina-Kosmetik in Deutschland getestet. Ergebnis: »Es wurden keine irritativen oder allergischen Hautreaktionen beobachtet.« Frohe Kunde also für alle Allergiker und jeden, der eine empfindliche Haut hat.

Die Produktpalette umfasst inzwischen Reinigungsmilch, Peeling, Gesichtswasser, Körpercremes, Duschgel und Shampoo, Feuchtigkeitspflege, Aufbaucremes, glättende und straffende Masken – kurz alles, wann man so braucht, um rundum gepflegt zu sein. Und vergessen Sie nicht: All diese - Produkte enthalten die natürlichen Wirkstoffe von Spirulina, fördern die Zellerneuerung und verzögern die Hautalterung. Außerdem erhält und verbessert die kleine Alge den natürlichen Säureschutzmantel – damit Sie sich von Kopf bis Fuß in Ihrer Haut wohl fühlen können!

Der natürliche Säureschutzmantel

Unsere Haut ist überzogen von einem Schutzmantel aus Talg, Schweiß und den darin enthaltenen Stoffwechselprodukten. Zusammen mit den hauteigenen schützenden Bakterien bildet er eine natürliche Barriere gegen schädliche Eindringlinge. Durch den leicht sauren pH-Wert zwischen 5 und 6 verhindert der Säureschutzmantel die Ausbreitung krankmachender Keime. Aggressive Seifen und Duschgels zerstören den Säureschutzmantel der Haut, Mikroorganismen können leichter in die Haut eindringen.

Die drei Hauttypen

In der Hautpflege unterscheidet man zwischen drei Hauttypen: trockene Haut, Mischhaut und fettige Haut. Die trockene Haut ist matt bis stumpf und spannt leicht. Fältchen tauchen früher auf, da mit zunehmendem Alter die ohnehin schon geringe Talgproduktion noch mehr reduziert wird. Ihr Vorteil: Richtig gepflegt sieht diese sensible Haut feinporig und seidig aus. Fettige Haut entsteht durch eine hohe Talgproduktion. Sie glänzt, neigt zu großen Poren und Mitessern. Ihre Hornschicht ist relativ dick, dadurch wirkt die Haut oft blass und fahl. Dafür bleibt sie länger faltenfrei und reagiert relativ gelassen auf Umwelteinflüsse. Die Mischhaut vereinigt beide Hauttypen. Stirn, Nase und Kinn sind meist fettig, die Wangenpartie eher trocken. Diese Haut ist besonders dankbar für pflegende Feuchtigkeitsmasken.

Schlank sein – Wahn oder gesunde Lebensführung?

Jeder zweite Deutsche ist zu dick. Damit haben wir zumindest in diesem Punkt sogar die USA überholt. Deutschland ist neuer Weltmeister im Übergewicht. Gleichzeitig befindet sich ein großer Teil der Deutschen ständig »auf Diät«. Doch Diäten vergrößern langfristig gesehen die Gewichtsprobleme nur. Wissenschaftler nennen das den Jo-Jo-Effekt: Zwei Kilo runter, drei Kilo rauf. Die Ursache dafür ist eine ganz normale Reaktion unseres Körpers: Wird er auf Diät gesetzt, dann schaltet er auf Sparflamme und reduziert seinen Energieverbrauch um über 20 Prozent.

Natürlich greift unser Körper in schlechten Futterzeiten auch auf die eigenen Energiereserven zurück. Er leert die Depots in seinen Fettzellen – das Gewicht sinkt. Sobald aber wieder Normalkost angesagt ist, hat unser Körper nichts Eiligeres zu tun, als die Depots wieder zu füllen. Ganz klar, in Gedanken macht er sich schon auf die nächsten Hungerwochen gefasst und sorgt vor. So hat sich das die Natur vor Tausenden von Jahren ausgedacht, damit unsere Körperzellen auch in schlechten Zeiten keinen Mangel leiden.

Unsere Fettzellen

Jeder Mensch braucht Fettzellen, in denen der Körper Reserven für Notzeiten anlegt. Leider haben diese Fettzellen eine ganz unangenehme Eigenschaft: Sie können fast unbegrenzt Fett aufnehmen und sich bis auf das Hundertfache ihrer ursprünglichen Größe aufblähen. In den Fettzellen wird ständig gearbeitet: Fett eingelagert und Fett abgebaut, Tag und Nacht. Um abzunehmen, muss unser Körper den Fettabbau dauerhaft verstärken. Fettzellen gehen nicht verloren, ihre Anzahl bleibt konstant, auch wenn Sie kräftig abgenommen haben. Die Fettzellen sind dann lediglich wieder auf ihre ursprüngliche Größe geschrumpft und warten nur darauf, sich wieder aufzublähen.

Mit Spirulina zur Idealfigur

Dauerhaft das Gewicht reduzieren und dabei dem Körper dennoch alle Vitalstoffe zu geben – dieser Wunsch wird mit Spirulina Wirklichkeit. Seit längerem ist bekannt, dass ca. ein Dutzend Hormone und fettfreisetzende Enzyme zusammen wirken müssen, damit wir der Natur ein Schnippchen schlagen und dauerhaft abnehmen können. Dieses Zusammenwirken kann durch die richtige vitalstoffreiche Ernährung verstärkt und optimiert werden.

Zunächst müssen die Fettzellen dazu angeregt werden, ihre Fettmoleküle an die Körperzellen abzugeben, damit sie dort dauerhaft verbrannt werden können. Dazu muss unser

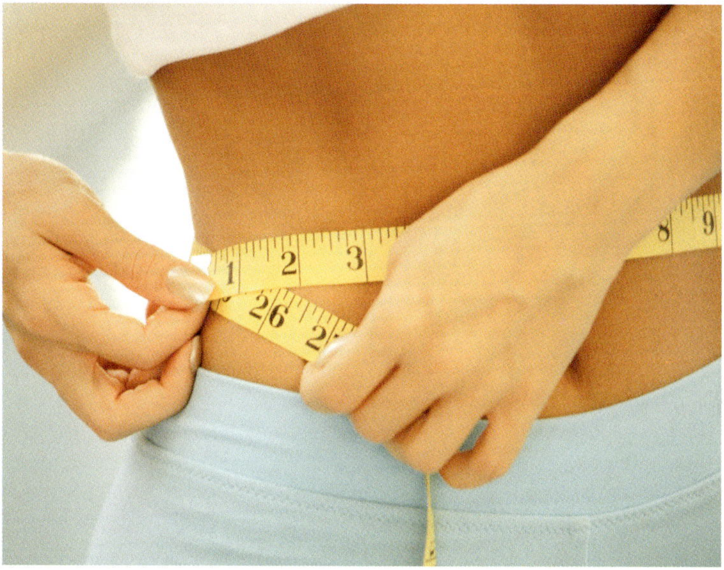

Viele von uns quälen sich immer wieder mit einseitigen Diäten, die zwar zu schnellem Erfolg führen können, längerfristig gesehen aber eher eine Gewichtszunahme zur Folge haben.

Stoffwechsel verschiedene Befehle ausführen, die vom Gehirn über Hormone und Signalstoffe den Fettzellen übermittelt werden. Sobald dieser Vorgang reibungslos funktioniert, werden Sie langsam, aber dauerhaft schlank.

Um dauerhaft abzunehmen, müssen Sie also Ihren Stoffwechsel tatkräftig mit Vitalstoffen unterstützen und Ihre Ernährung richtig zusammen stellen. Meiden Sie helles Mehl, panierte und frittierte Speisen, Fertiggerichte, Zucker, Kuchen und soweit möglich tierische Fette.

Spirulina versorgt sie beim Abnehmen aber nicht nur mit den notwendigen Vitalstoffen, die Mikroalge hilft außerdem dabei, Ihren Magen zu überlisten. Der braucht beim Essen nämlich mindestens 30 Minuten, bis er dem Gehirn das Signal »Danke, bin satt!« melden kann. Nehmen Sie deshalb eine halbe Stunde vor dem Essen Spirulina mit viel Wasser zu sich. Die kleine Alge, der ja beim Trocknen viel Wasser entzogen wurde, quillt dann wieder zu ihrer alten Größe auf und der Magen gibt das Signal »satt« so rechtzeitig, dass Sie nur noch Appetit auf kleine Portionen haben.

Übergewichtig und dennoch unterernährt

Jede Diät bedeutet nicht nur eine Reduzierung der Kalorien, wir nehmen in dieser Zeit auch weniger Vitalstoffe zu uns. Studien haben gezeigt, dass selbst unter optimalen Bedingungen eine tägliche Energieaufnahme unter 1.500 Kilokalorien die Versorgung mit lebenswichtigen Vitaminen und Mineralstoffen nicht mehr gewährleistet ist. Viele Diäten basieren aber auf weit weniger Kalorien und sind außerdem extrem einseitig aufgebaut. Weil die meisten Dicken sich aber mehr oder wenig ständig mit Diäten quälen, leidet ihr Köper auch ständig unter der mangelhaften Versorgung mit Vitalstoffen.

Fit, fröhlich und in Form mit Spirulina

Tun Sie etwas für sich selbst und Ihre Lieben. Es liegt in Ihrer Hand, ein aktives Leben voller Freude und Tatendrang zu führen!

Haben Sie schon einmal beobachtet, wie Ihr Haustier, sei es nun ein Hund, eine Katze oder ein Kanarienvogel, den neuen Tag begrüßt? Richtig – voller Lebensfreude und Tatendrang. Und wie sieht Ihr Morgen aus? Von wegen »Morgenstund hat Gold im Mund«! Die meisten Erdenbürger quälen sich missmutig aus ihren Betten, um ebenso freudlos hastig zu frühstücken und sich mürrisch auf den Weg zur Arbeit zu machen. Dabei könnte auch Ihr Tag ganz anders beginnen. Fröhlich, aktiv, lebenslustig.

In jedem von uns steckt ein glücklicher, lebensbejahender Mensch. Der will nur geweckt werden. Schon ein oder zwei Tage vitalstoffreiche Nerven- und Glückskost verändern Ihre Antriebskraft und lassen Sie morgens voller Schwung den jungen Tag beginnen. Unser Stoffwechsel, unsere 70 Billionen Zellen warten nur darauf, endlich ausreichend mit allen notwendigen

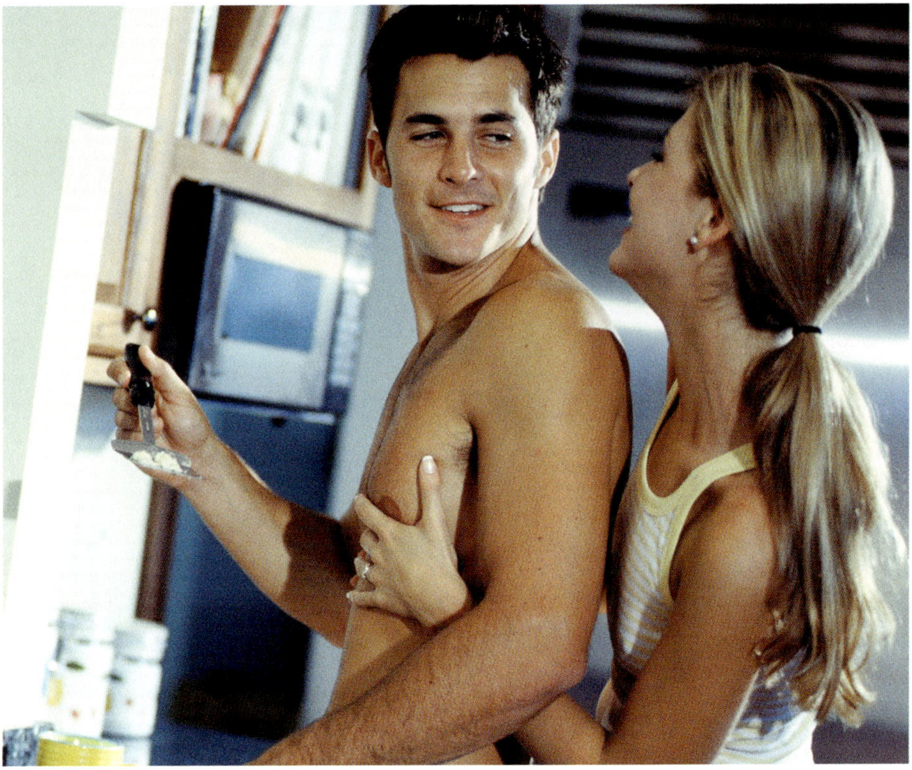

Nährstoffen versorgt zu werden, damit sie wieder Lust auf das Leben und neue Kraft für ihre vielfältigen Aufgaben bekommen.

Unser Körper und unser Geist müssen täglich enorme Leistungen erbringen. Spirulina gibt unseren Zellen die Lebensenergie, die sie so dringend benötigen. Das kleine Kraftwerk der Natur bietet uns essenzielle Lebensbausteine für Tatkraft, Ausdauer, Gesundheit und gute Laune. Mit ihrem ungewöhnlichen Spektrum an leichtverdaulichen Nahrungsmolekülen ist Spirulina eine wertvolle Energienahrung für Mensch aller Altersgruppen.

Mit nur zehn Gramm Spirulina oder dreimal zwei Spiruletten pro Tag

- beugen Sie ernährungsbedingten Krankheiten wie Arteriosklerose, Diabetes, Herz- und Kreislauferkrankungen, Osteoporose und Rheuma vor
- stabilisieren Sie Herz und Kreislauf
- senken Sie Ihren Cholesterinspiegel
- optimieren Sie Ihren Stoffwechsel
- helfen Sie Ihrem Körper bei der Entgiftung von Schwermetallen
- verbessern und schützen Sie Ihre natürliche Darmflora
- vermeiden Sie Depressionen und Schlaflosigkeit
- verhelfen Sie Haut und Haaren zu strahlendem Glanz und
- bringen Sie Psyche und Körper ins Gleichgewicht.

So hilft Spirulina Ihnen auf die Sprünge

Das natürliche Konzentrat an wertvollen Naturstoffen wie Amino- und Fettsäuren, Kohlenhydraten, Vitaminen, Mineralstoffen und Spurenelementen enthält alle natürlichen Quellen für ein tatkräftiges und fröhliches Leben. Durch die Kraft der Sonne verwandelt Spirulina Sonnenlicht in reine Nahrung für Körper und Seele. Damit leistet das kleine Kraftwerk der Natur einen wunderbaren Beitrag zu einem langen, gesunden Leben verbunden mit Vitalität, Ausdauer und Lebensfreude.

Zukunftsträume

»Der Arzt der Zukunft wird keine Medikamente verordnen, er wird sich für seinen Patienten interessieren, sich um seinen Körper und seine Ernährung kümmern und um die Ursache und die Verhütung von Krankheiten.«

Thomas A. Edison, 1847-1931

Mehr Lebenskraft und Vitalität durch lebendige Nahrung! Dieser Leitsatz sollte in Zukunft auch für Sie und Ihre Lieben gelten. Und ganz nebenbei – Spirulina entfacht auch im zwischenmenschlichen Bereich segensreiche Energie. Es macht müde Männer wieder munter und verhilft vielen Frauen zu mehr Spaß.

Glossar

AMINOSÄUREN: Proteine (Eiweißmoleküle) bestehen aus einer Kette von Aminosäuren. Man unterscheidet zwischen nicht-essenziellen Aminosäuren, die der menschliche Organismus selbst herstellen kann und den acht essenziellen Aminosäuren, die dem Organismus über die Nahrung zugeführt werden müssen.

ANTIOXIDANZIEN: Vitalstoffe wie die Vitamine B2, C und E sowie Selen, die den Körper vor Zellschäden durch Freie Radikale schützen, indem sie die aggressiven Sauerstoffmoleküle neutralisieren.

COENZYME: Bestandteile eines Enzyms, ohne die es nicht funktionsfähig wäre. Coenzyme sind teilweise mit Vitaminen identisch, die einen ausreichenden Enzymbestand für den Stoffwechsel sicherstellen sollen.

CHOLESTERIN: einer der wichtigsten Bestandteile der Zellmembran. Es wird hauptsächlich in der Leber produziert, kann aber auch über die Nahrung aufgenommen werden. Es gibt zwei Sorten von Cholesterin: das dichtgepackte HDL (engl.: high density lipoprotein) und LDL, Cholesterin mit niedriger Dichte (low densitiy lipoprotein). Ist der LDL-Anteil erhöht, steigt das Risiko für Gefäßveränderungen.

DENATURIERTE LEBENSMITTEL: Nahrungsmittel, die in irgendeiner Form bearbeitet sind und dadurch einen Großteil ihrer natürlichen Vitalstoffe verloren haben. Neben ausgelaugten Ackerböden, Umweltgiften, chemischen Düngemitteln und Pestiziden sind vor allem die industrielle Bearbeitung, die künstliche Reifung und die Lagerung von pflanzlichen Lebensmitteln schuld am Verlust von Nährwerten.

ENZYME: von lebenden Zellen gebildete Eiweißstoffe, die chemische Reaktionen im Stoffwechsel ermöglichen, z. B. die Verdauung von Nährstoffen und die Gewinnung von Energie aus Nährstoffen. Enzyme wurden früher Fermente genannt.

ERNÄHRUNG: besteht hauptsächlich aus Kohlenhydraten, Fetten und Eiweißen. Eiweiße werden hauptsächlich zum Körperaufbau und zur Reparatur beschädigter Zellen benötigt. Kohlenhydrate liefern wertvolle Brennstoffe zur Unterstützung unserer Körperfunktionen, Fette liefern sowohl Energie als auch »Baumaterial«. Lebenswichtige Bestandteile unserer Nahrung sind außerdem Ballaststoffe und natürliche Vitalstoffe.

Fettsäuren: Es gibt gesättigte, einfach und mehrfach ungesättigte Fettsäuren. Bestimmte Fettsäuren kann der Organismus selbst bilden, andere, die so genannten essenziellen Fettsäuren, müssen ihm über die Nahrung zugeführt werden.

Freie Radikale: Aggressive Sauerstoffmoleküle, die bei Energie-Stoffwechselvorgängen entstehen. Freie Radikale können die Zellstrukturen bis hin zum Erbgut nachhaltig schädigen.

Immunsystem: Eine Ansammlung von Zellen und Eiweißen, die unseren Organismus vor gefährlichen Mikroorganismen wie Bakterien, Viren, Pilzen und Parasiten schützt. Man unterscheidet zwischen angeborenem und erworbenem Immunsystem. Funktioniert das Immunsystem nicht mehr, kommt es zu Infektionskrankheiten.

Mineralstoffe: Energieträger und Grundbausteine der Zellen. Auch Oberbegriffe für Mengenstoffe wie Kalium, Kalzium und Magnesium und Spurenelemente wie Chrom, Eisen und Selen.

Spurenelemente: Eine Untergruppe der Mineralstoffe. Spurenelemente kommen im Körper nur in kleinsten Mengen vor, sind aber lebensnotwendig für den Aufbau von Körpergewebe.

Vitalstoffe: Oberbegriff für Wirkstoffe, die für biologische Reaktionen im Organismus und zum Aufbau der Zellsysteme notwendig sind. Hierzu gehören essenzielle Aminosäuren, ungesättigte Fettsäuren, Vitamine, Mineralien, Spurenelemente, Enzyme und Hormone.

Vitamine: lebensnotwendige Mikronährstoffe (Vitalstoffe), die als Wirk- und Steuerstoffe fungieren. Derzeit sind 13 Vitamine bekannt.

Zellen: Kleinste Einheiten des Lebens. Jede Zelle enthält einen Zellkern mit menschlichem Erbgut, der von einer Zellmembran umschlossen wird. Der menschliche Körper besteht aus rund 70 Billionen Zellen, die sich ständig erneuern.

Zivilisationskrankheiten: Krankheitserscheinungen, die ausschließlich oder wesentlich durch Auswirkungen der Zivilisation ausgelöst oder begünstigt werden. Ein Großteil der Zivilisationskrankheiten geht auf vitalstoffarme, falsche Ernährung zurück.

Literatur

Benner, Prof. Dr. Klaus-Ulrich, Der Körper des Menschen; Weltbild Verlag, Augsburg, 1996

Bolz, Elke, Super Teint; Falken-Verlag GmbH, Niedernhausen/Ts., 1995

Dangeard, P., Sur unse algue bleue alimentaire pour l'homme; Actes Soc. Linn. Boreaux Extr. Prodés-verbaux, 1940

Der Gesundheits-Brockhaus; F.A. Brockhaus GmbH, Mannheim, 1990

Deutsche Gesellschaft für Ernährung (Hrsg.), DGE spezial 2/2000, 5/2000, 1/2001 und 3/2001

Deutsche Gesellschaft für Ernährung (Hrsg.), Ernährungsbericht 2000

Deutsche Gesellschaft für Ernährung (Hrsg.); DGE aktuell 21/2001

Deutsches Institut für Ernährungsforschung (Hrsg.), Jahresbericht 1999/2000

Deutsches Institut für Ernährungsforschung (Hrsg.), Krebsprävention durch Ernährung; 2001

Farrar, W.V., Tecuitlatl: A glimpse of Aztec food technology; Nature, 1966

Henrikson, Robert, Earth Food: Spirulina; Ronore Enterprises, Inc., Laguna Beach, Kalifornien

Hobert, Ingfried, Algen- und Thalasso-Therapie; Heinrich Hugendubel Verlag, Kreuzlingen/München, 1999

Kinadeter, Dr. med. Harald, Gesund mit Vitaminen; Deutscher Taschenbuch Verlag, München, 1999

Kinon, Ula, Topfit mit Vitalstoffen; Falken-Verlag GmbH, Niedernhausen/Ts., 1999

Meyer, Marianne E., Sonnenkraft aus dem blaugrünen Lichtträger Spirulina; Windpferd Verlag, Aitrang, 1999

Meyer, Marianne E., Spirulina, das blaugrüne Wunder; Windpferd Verlag, Aitrang, 2001

Müller-Wohlfahrt, Dr. H-W., So schützen Sie Ihre Gesundheit; Zabert Sandmann Verlag, München, 2001

Nakaya, N., Cholesterol lowering effect of Spirulina; Nutrition Reports International, 1988

Neumann, Halima, Grüne Lebenselexiere aus dem Schoß der Erde; Fürhoff Verlag, Starnberg, 1999

Nuland, Sherwin, Der Blick unter die Haut; Blessing Verlag, München, 2002

Oberbeil, Klaus, Fit durch Vitamine; Südwest Verlag, München, 1999

Oberbeil, Klaus, Neugeboren durch Biostoffe; Südwest Verlag, München, 1995

Pollmer, Udo u.a., Prost Mahlzeit! Krank durch gesunde Ernährung; Kiepenheuer & Witsch, Köln, 1999

Prevention's New Foods for Healing; Rodale Press, Inc., Emmaus, USA, 1998

Schmid, Reiner, Spirulina – die Nahrung der Götter; Verlag Ernährung & Gesundheit, Inning am Ammersee, 2000.

Bildnachweis

AKG: 33

Argus: Andrews 36

Delwiche: 8

ditter.bild: Kirchherr 57, 62; Schulzki 54; Stempell 3, 11, 13, 14, 17, 23, 34, 35, 53, 61, 65, 66, 69, 72, 75

Filser: 31

Getty Images: Baker 44; Chapple 83; Eye Wire Collection: 19, 39, 40, 43, 50, 58, 76, 87, 88; Felix 79; Geostock 47; Jones 70; Matisse 80; Millar 48; StockTrek 22

Schapowalow: Müller, Th. 25

Simai-Farm, China: 26

Visum: Ridder 20

Zefa: Scott 84

Alle Grafiken von Stefanie Baldus nach Vorlagen von Christine Simon.

Register